Jeannegda Catherine Valverde Farías
Egda Isbelia Farías Moya

Porque é que os médicos se enganam?

Jeannegda Catherine Valverde Farías
Egda Isbelia Farías Moya

Porque é que os médicos se enganam?

ScienciaScripts

Imprint
Any brand names and product names mentioned in this book are subject to trademark, brand or patent protection and are trademarks or registered trademarks of their respective holders. The use of brand names, product names, common names, trade names, product descriptions etc. even without a particular marking in this work is in no way to be construed to mean that such names may be regarded as unrestricted in respect of trademark and brand protection legislation and could thus be used by anyone.

Cover image: www.ingimage.com

This book is a translation from the original published under ISBN 978-3-659-81941-4.

Publisher:
Sciencia Scripts
is a trademark of
Dodo Books Indian Ocean Ltd. and OmniScriptum S.R.L publishing group

120 High Road, East Finchley, London, N2 9ED, United Kingdom
Str. Armeneasca 28/1, office 1, Chisinau MD-2012, Republic of Moldova, Europe
Printed at: see last page
ISBN: 978-620-8-20346-7

Dedicado às vítimas de erro e negligência

ÍNDICE DE CONTEÚDOS

PREFÁCIO

Na prática da medicina, são muitas as ocasiões em que o médico tem de tomar decisões que comprometem a vida do doente e em que poucas vezes se questiona se elas trarão consequências negativas. Esta atitude está intimamente ligada à ética médica e é um dos seus aspectos mais importantes, pois trata-se da responsabilidade da profissão. Em momentos de perigo de vida a conduta ideal adotada deve ser sempre obedecer aos princípios de respeito à vida, à integridade humana, à preservação da moral, da saúde e do direito. Se a conduta que foi escolhida não for a correta, pode concluir-se em erro ou *má prática médica,* com consequências negativas para o doente e para o médico. (1)

É imperativo compreender que o erro é uma possibilidade lógica em diferentes actividades humanas e a medicina não está isenta disso. Por conseguinte, a possibilidade de estar errado deve ser assumida como uma responsabilidade profissional. Os erros em medicina são normalmente associados à negligência médica, mas a medicina é uma ciência imprecisa, uma vez que o médico trabalha entre a incerteza e o risco, sendo por vezes necessários tratamentos arriscados para salvar uma vida. No entanto, é suposto ser quem pratica com conhecimento científico e experiência, capaz de proteger a saúde de um ser humano; a confiança e a boa fé depositadas pelo doente devem, por isso, prevalecer.

O termo *"dispraxis médica"* inclui todas as alterações que ocorrem durante a prática médica, ou seja, *erros, acontecimentos adversos, iatrogenia* e *negligência.* Um erro médico é considerado como tal e não é punível deve carecer de fraude e de elementos que correspondam a negligência, imprudência, incompetência, incumprimento das regras e regulamentos e isto deve ser determinado por um juiz, com base nos elementos de convicção. (1,2)

No contexto dos elementos que podem perturbar uma boa prática médica, factores como uma *má relação médico-doente,* uma *preparação inadequada da história clínica, falhas nas relações académicas e interpessoais entre o médico e a equipa de saúde*, são designados como deficiências de insumos, bem como falta de estímulo para salários baixos e indignos.(1-3)

Desde os primórdios da criação da humanidade, a história regista a existência de disposições legais para o exercício da medicina que datam de 1700 a.C. Hamurabi, rei da Babilónia, promulgou um código de leis relativas à prática médica, e Hipócrates de Cós (460-360 a .C.) desenvolveu o *"Código de Hipócrates Juramento"* até aos nossos dias. A Venezuela tem a *"Lei do Exercício da Medicina"* que regula a atuação e a responsabilidade do médico perante terceiros (1-4).

Os países industrializados notificam anualmente a comorbidade causada por *erros, eventos adversos* e *negligência.* Na América Latina a informação é precária devido à falta de estatísticas epidemiológicas.

ANTECEDENTES HISTÓRICOS

"Os cautelosos raramente se enganam." Confúcio

Por volta de 1770 a.C. Hammurabi, rei da Babilónia, emitiu um código de leis e disposições para regular a conduta do médico que incluía um grande número de disposições relativas ao exercício profissional legal. Curiosamente, não se fala de moralidade ou imoralidade, mas sim dos possíveis efeitos nocivos de uma intervenção, sem que uma maior discussão fosse passada para a imposição de uma pena. Por exemplo, o código não contemplava qualquer aparência de raciocínio ético ou de responsabilidade moral, colocando a coerção jurídica imediata a deixar bem regulamentada e especificada as situações a considerar. "O Código de Hammurabi, estabelecendo regras claras sobre a prática da medicina:..." *Se um médico causar ferimentos graves a um doente com uma faca cirúrgica e o matar; cortarás as mãos do médico".* No Egito e na Grécia, existiam faculdades de medicina secretas, onde se estipulavam as regras sobre a arte de curar e se estruturavam regulamentos caracterizados pela severidade das sanções, incluindo mesmo a pena de morte. Tal como está registado nas *tábuas de argila assírias,* os médicos da época nunca aceitavam o tratamento de doentes incuráveis. Em termos de castigos corporais severos que especificava o código de Hamurabi para os erros médicos, e por mais extraordinários que nos pareçam, estavam em concordância com os estabelecidos noutras profissões, a fim de regular as faltas das pessoas contra as outras.

Na China, inicialmente os cuidados médicos eram realizados por humanitarismo, sem quaisquer incentivos sociais ou económicos, sendo exercidos por governantes, eruditos, nobres e sacerdotes. Os conhecimentos médicos eram considerados um *poder secreto,* e só podiam ser transmitidos de pais para filhos ou pessoas muito qualificadas social e moralmente. (5,6)

O ato médico é, na sua essência, um *ato ético,* mas as suas controvérsias e os seus fundamentos podem ser diferentes consoante o momento histórico, as crenças religiosas e as convenções sociais. O médico no seu trabalho de cura deve guiar-se por dois princípios: o amor ao homem e o amor à sua arte. Ele é responsável pelo cumprimento dos seus deveres para com o doente, os seus colegas e a sociedade. Hipócrates de Cós (460-370 a.C.) que nasceu na ilha jónica de Cós, filho de Heraclides e Minaretes, aprendeu a arte de curar com o seu pai e embora a história tenha dúvidas sobre a existência de Hipócrates, as referências de Platão e Aristóteles afirmam que não só viveu, como foi o médico mais notável do seu tempo. De tal forma que o juramento de Hipócrates inclui questões éticas, cirúrgicas, sigilo profissional e compromisso com a sua filantropia, condição igualitária de atendimento independentemente de nacionalidade, status e fortuna; o conforto do paciente adjuvante do tratamento médico, a caridade gratuita aos doentes pobres e o apoio à avaliação moral e terapêutica da convivência com a dor, considerações que estão contidas no código de ética da medicina. (7,8,9)

ÉTICA MÉDICA NO RENASCIMENTO

"Somos todos muito ignorantes, o que acontece é que nem todos ignoram as mesmas

coisas." Albert Einstein

Durante o Renascimento, repudiava todo o tipo de prática médica que não passasse pelo filtro da formação universitária. Por outro lado, as epidemias de *"morbo gallico"* (sífilis recrudescente) obrigaram os médicos a pensar que nem tudo estava no conhecimento dos antigos, mas que a natureza escondia segredos que se podiam tornar evidentes em diferentes momentos e, mais ainda, levaram-nos a propor uma possível degeneração da humanidade, tornando-a suscetível de sofrer novos e terríveis males. Como resultado juntaram ao conhecimento, o contributo das experiências pessoais dos médicos, concluindo que se de facto, a arte médica incluía nas suas premissas gerais, também deveria enriquecer o conhecimento científico individual. Durante o Renascimento, uma boa percentagem da reputação social do *bom médico,* estava intimamente relacionada com o tipo de clientela que possuía e com a sua forma de lidar com a cobrança de honorários. Deveria ser cauteloso e preciso na cobrança, e apaziguador na recuperação de doenças crónicas, e não de males tão agudos ou de possível resultado rápido, este critério foi alterado com o passar do tempo, a inovação das tecnologias e o aparecimento de novas especialidades médicas. (10,11,12)

Do mesmo modo, na antiguidade, o carácter quase sagrado da medicina, estava simbolicamente implícito durante a primeira abordagem do médico ao seu doente, onde se revestia de uma formalidade sacerdotal e o seu aspeto devia fazer lembrar ao doente a imagem de Cristo e dos seus Santos discípulos curadores; o médico devia ser benigno, misericordioso e caridoso chegando mesmo a não cobrar aos doentes pobres, prática que - em alguns casos - se manteve com o passar dos anos.(13,14)

A responsabilidade do médico começa com o Juramento de Hipócrates quando se licenciou, o que significa que deve ser o bom desempenho da profissão médica, a inscrição numa escola e a relação com o doente que é de natureza contratual, existindo nela deveres de lealdade, sigilo profissional e indemnização em caso de dano. De um modo geral, é aceite que os *médicos que mais erram são os mais recentes,* os recém-licenciados, principalmente os que se encontram nos primeiros anos de formação e a realização de autópsias e sessões anatomoclínicas permitem o reconhecimento do erro através de uma aprendizagem contínua, sobre o controlo das falhas médicas e o comportamento das doenças. Existe evidência científica de que um dos principais factores associados ao erro é a idade do doente, ocorrendo com maior frequência nas idades extremas da vida (doentes pediátricos e idosos); bem como em procedimentos cirúrgicos complexos. (15,16,17)

Em quase todos os erros médicos que envolvem o seu desempenho, o equipamento que o acompanha e outros factores, por exemplo, verificou-se que *a privação de sono do* médico durante a guarda, a possibilidade de erros graves após mais de 24 horas contínuas de trabalho. A falta de sono ou a impossibilidade de um descanso adequado afectam o desempenho psicomotor de um profissional, é semelhante a um indivíduo que tenha ingerido álcool (taxa de alcoolemia > 0,08%). Igualmente apontado como um fator de risco para a falta, a má comunicação entre o médico e o doente quando distorce a informação fornecida na história clínica durante o processo de atendimento, no entanto; as técnicas tradicionais de anamnese e exame físico continuam a ser fundamentais no controlo dos erros de diagnóstico. (18,19,20)

Todas as especialidades médicas são susceptíveis de cometer erros, no entanto, as especialidades onde a incerteza diagnóstica é evidente e onde um atraso ou erro no diagnóstico é mais óbvio são a cirurgia, a medicina de emergência, os cuidados intensivos, a anestesiologia e a medicina interna. No decurso da prática médica, é frequente ocorrerem erros na prescrição de um determinado medicamento, esta faz parte do ato médico e envolve o médico prescritor com outros profissionais, os erros que ocorrem nesta "cadeia" são potencialmente prejudiciais para o doente pelos danos que podem causar pela administração ou não do medicamento correto, pelos efeitos tóxicos gerados por estes medicamentos, pela ausência do benefício esperado e pelo custo para o doente. (21,22,23)

ERRO MÉDICO. UM PROBLEMA ÉTICO.

Teria sido chocante pensar que as sociedades em que um recém-nascido com um defeito físico lhe era retirado a vida, tal como na antiga Esparta, quando os bebés não eram suficientemente saudáveis, eram abandonados no Monte Taygetos. Esparta praticava a eugenia, a criança espartana era examinada por um comité de anciãos no alpendre, para determinar se era bonita e bem formada, caso contrário era considerada uma boca inútil e um fardo para a cidade. Por conseguinte, é conduzido a Apotetas, em vez de o abandonar, no sopé do monte de Taygeto, onde foi atirado para uma ravina.(24)

Os valores éticos mudam ao longo do tempo e do espaço, para cada sociedade e época houve diferenças, o ser humano é capaz de ser crítico, de questionar, discutir e chegar a um consenso sobre os valores desejáveis para a sua comunidade; quando alguém acredita que tem a verdade absoluta, então surgem os problemas. Os diferentes padrões morais existentes no mundo surgiram de acordos diversos. Existe uma obra na literatura que traça claramente o que estamos a apontar, trata-se do livro de John Irving escritor americano *"The Cider House Rules"*, que foi um bestseller em 1999 cujo argumento para a versão cinematográfica vencedora de um Óscar. O filme conta a história de um velho médico que era responsável por um orfanato rural onde as mulheres davam à luz e os seus bebés eram abandonados por serem produto de gravidezes indesejadas e abortos. Com o tempo, um órfão que nunca foi adotado, tornou-se assistente do médico e aprendeu empiricamente o que o velho mestre ensinava de medicina, no entanto, o jovem recusava-se a ocupar-se da realização de abortos, apenas assistia aos partos e colaborava no resto dos cuidados do orfanato. Mais tarde, esse jovem órfão, deixa a vida laboriosa do orfanato para trabalhar como apanhador de maçãs num pomar onde é obrigado a ajudar um aborto de uma adolescente violada pelo pai. É então que, nesse momento, compreende que as regras escritas por pessoas que não viveram em primeira mão o conflito real que envolve uma gravidez indesejada e regressam ao orfanato para substituir o seu antigo mestre fizeram abortos e nascimentos. Por volta da década dos anos 1940 - 1950 nos Estados Unidos foram realizadas experiências em seres humanos, cuja população era constituída por indígenas prisioneiros, enfermeiros alienados mentais e crianças, as pesquisas envolviam a injeção de quatro seringas com material patológico para testar a evolução clínica e a resposta ao tratamento em doenças sexualmente transmissíveis (sífilis, gonorréia e outras), atualmente existe uma disputa em torno de 83 mortes, sobreviventes doentes, cegos e problemas articulares; e estão envolvidos os Laboratórios Rockefeller Center, Bristol e Pfizer que negam qualquer responsabilidade alegando que testaram medicamentos como tratamento. (25,26,27)

CONDUTA ÉTICA, ERRO MÉDICO E NEGLIGÊNCIA

"A ciência moderna ainda não produziu uma droga calmante tão eficaz como algumas palavras amáveis." Sigmund Freud.

Os códigos de ética são uma expressão tangível do profissionalismo, certamente a frase "*errar é humano*" é perfeitamente aplicável aos médicos, que não são diferentes do resto da humanidade. Quando os médicos cometem erros, estes podem ter muitas consequências, por vezes sem repercussões clínicas, mas por vezes com impacto direto na saúde e na qualidade de vida dos doentes, há certos erros que põem em perigo a vida do doente e outros que podem culminar mesmo na morte. Existem condições, como já foi referido, para que os médicos cometam erros que incluem o stress, a fadiga e a distração no momento do ato médico. O risco de erros relacionados com os sistemas de saúde, relacionados com a eficiência dos processos administrativos como o extravio de registos ou exames laboratoriais, relatório de análises laboratoriais incorreto ou exames errados que pertencem a outra pessoa, não ter estudos especiais para o momento do exame clínico ou tratamento, entre outros. (28,29,30)

O debate ético centra-se na questão de saber se se deve ou não comunicar o facto ao doente, e os obstáculos que se colocam são geralmente a relutância em admitir por parte do médico, as implicações que isso pode ter entre os seus colegas e o receio de que, ao fazê-lo, possa levar a processos judiciais ou outras acções legais. (31,32,33)

Uma entrevista com a autora de *"O erro em medicina. A autópsia clínica como instrumento de qualidade assistencial"*, a especialista em Anestesiologia da Universidade de Salamanca Rebecca Martin Polo, exaltou, que impedir a comunicação de erros médicos dificulta a prevenção. Nalguns países, onde o sistema de saúde pode e concebe admitir o erro médico e reportá-lo na história clínica do doente ou noutro documento facilita a correção, previne a recorrência e pode mesmo ser um fator atenuante em processos judiciais em que o erro vem nomeadamente por outras fontes. (34,35,36)

De um modo geral, a lei reconhece que os médicos podem cometer erros, desde que não haja negligência, mas a interpretação deste facto é, no entanto, muito variável. É sempre aconselhável, que seja ele a comunicar o erro ao doente e que dê uma explicação objetiva e narrativa, defensiva ou evasiva, mas que se arrependa de reconhecer o que ocorreu. Abordando este ponto, criámos portais na internet como o *www.sorryworks.net* que mostram que, surpreendentemente, tanto os médicos como os enfermeiros historicamente não foram treinados para pedir desculpa e, além disso, esta sempre associada a exigências futuras, sendo que o facto de pedir desculpa é admitir que se cometeu um erro; no entanto, existe uma grande e importante diferença entre demonstrar *"empatia"* ou *"empatizar"* e pedir desculpa. Pode demonstrar empatia quando diz: *"Lamento que isto tenha acontecido, vamos fazer uma análise para ver o que correu mal e determinar onde foi a culpa, lamento por si."* Enquanto pede desculpa, exprime algo como: *" Lamento que tenha acontecido este erro, a culpa é minha. Iremos providenciar uma indemnização.* "Ambas as frases usam o pedido de desculpas, mas está ligado à emoção (*empatia*); enquanto outra apoia a bola e emenda a proposta de dar uma indemnização *(pedir desculpa).* Nos Estados Unidos, é aconselhável que todo o pessoal de saúde, após um acontecimento adverso, demonstre empatia, se achar que aconteceu apenas um erro, e peça desculpa, se for recomendado, após uma análise exaustiva ter sido determinada e testada a sua comissão.

Demonstrar empatia, é sempre apropriado na maioria dos casos, e tanto os médicos como os enfermeiros devem ser treinados na sua utilização, pois isso pode ajudar muito mais tarde. A relação médico-doente deve tentar ser sempre preservada, mesmo que tenha suscitado a morte. Muitos advogados salientam que podem ser obtidos resultados muito diferentes se o médico, em vez de um comportamento evasivo, não se tivesse recusado a comunicar, referindo que demonstrar empatia é a chave para manter a comunicação e a relação médico-doente após um erro. Na América do Norte, existem organizações que dão formação ao pessoal de saúde para que este tenha empatia relativamente à ocorrência de um erro médico ou de um acontecimento adverso, sendo o parágrafo seguinte mencionado como exemplo de demonstração de empatia de uma dessas empresas: "*A Sra. Smith terminou a cirurgia, sei que estava a planear levá-la para casa da sua mãe dentro de alguns dias para celebrar uma grande festa de aniversário com as crianças na próxima semana, mas infelizmente a cirurgia não correu como esperado e a sua mãe está na UCI. Lamento que isto tenha acontecido e posso imaginar como deve ser difícil para si. Mas, por favor, tenha em mente que vamos começar a rever o que aconteceu e gostaríamos de nos encontrar consigo. Às 15:00 para discutir o assunto. Por favor, note que a sua mãe foi atendida da melhor forma possível e esperamos que haja progressos. Existe atualmente alguma coisa que eu possa fazer por si. Ou a sua família? Tem transporte ou quer fazer uma chamada? Este é o meu cartão com o meu número de telemóvel, pode telefonar-me a qualquer momento. Mais uma vez, lamento o que aconteceu, vamos tentar resolver tudo juntos.* "(37,38)

ERRO MÉDICO

"*A ciência é feita de erros, que por sua vez são passos em direção à verdade.*" Júlio Verne.

Entre as disciplinas e trabalhos executados pelo homem, nenhuma exige, na sua prática, tanta elevação moral como a medicina, e isto porque os médicos trabalham com o que de mais precioso o ser humano tem, a saúde e a vida. A medicina tem um papel central no sentimento de certeza e "*fé*" dos seres humanos, pois oferece a esperança de reverter o sofrimento, a doença e a morte na sociedade. Não existe um consenso internacional sobre a definição de "*erro médico*" e muitas abordagens para o concetualizar baseiam-se em princípios éticos e morais, associando a ética médica, o dever, o humanismo, a fraternidade e a solidariedade que, em última análise, significam o respeito pela dignidade humana.(39)

Definição

O erro concebido de forma ampla pode ser definido como o falso conhecimento que temos de algo, é equivalente ao erro, ou seja, tem-se o conhecimento mas tergiversa-se sem chegar à verdade. Representante da ignorância, pois esta é, a falta ou ausência de conhecimento; quem se engana ou pensa que sabe o resultado correto obtido, sendo este falso. Pode ser sobre factos, coisas ou ideias. Na perspetiva humana, o erro é a causa de muitos acidentes, por exemplo, quando um veículo está mal reparado e o carro bate noutro. No entanto, é de salientar que, de acordo com o ordenamento jurídico, este erro não deve ser intencional, pois caso contrário não haveria erro mas sim dolo, devendo ser demonstrada ou a existência de negligência, pois assim seria incorreto tornar-se culpa. O erro deve ter uma razão motivadora para afirmar que não foi um erro e muito menos uma atitude culposa ou dolosa. (40,41,42)

Os erros cometidos na área da saúde, podem causar danos ao doente e são categorizados em vários tipos, nomeadamente os que ocorrem durante o diagnóstico (*erros de diagnóstico*), também durante a administração de fármacos e medicamentos (*erros de medicação*) ou quando são efectuados procedimentos cirúrgicos, utilização de terapêutica inadequada ou manuseamento de equipamentos e interpretação de resultados. Os erros médicos devem ser diferenciados da "*negligência*" no sentido em que são *acidentes* no decurso de uma prática honesta da medicina, enquanto a *"negligência" é o resultado de negligência, ignorância, incompetência ou intenção criminosa.* Entre os tipos de erros médicos, é possível destacar os erros de comissão que tendem a ter um efeito imediato; enquanto os erros de omissão se manifestam pela persistência da doença ou pela falta de cura no tempo previsto para a efetuar. De acordo com o Instituto de Medicina (IOM) dos Estados Unidos da América (EUA), um acontecimento adverso é definido como "*a falha na execução de um plano de saúde por ação ou omissão, que não pode ser concluída como planeado sem a existência de má conduta".* (43,44,45)

A medicina pressupõe um empenhamento de recursos, pelo que o erro médico deve ser separado do "*resultado adverso*", quando o médico utilizou todos os recursos disponíveis sem obter o sucesso esperado, distinguindo-se do *"acidente imprevisto".* O que mais chama a atenção quando ocorre o chamado *"erro médico"* é a dramática inversão de expectativas de quem vai em busca do bem e o mal chega. O resultado danoso, por sua vez, é imediatamente visível e, geralmente, na maioria dos casos; quase sempre revestido de sofrimento singular e irreparável para a natureza humana. Muitos erros noutras profissões passam despercebidos, exceto o erro cometido pelo médico, que tem sido descrito como *"falta profissional que implicou uma falha técnica da qual pode resultar uma lesão para a vida ou saúde de outrem".* Nesta ordem de ideias, é de notar que o erro tem origem num resultado *imprevisível* e *incontrolável* do acidente. O resultado danoso do acidente imprevisível é o produto de um acontecimento fortuito que não podia ser previsto ou evitado, qualquer que fosse o autor em circunstâncias idênticas. Já o resultado incontrolável é aquele que deriva de uma situação de curso inexorável da evolução própria do caso, quando, no momento da ocorrência, a ciência e o profissionalismo não dispõem de soluções para o resolver. (46,47,48)

O médico, ao fazer o diagnóstico, deve obedecer a critérios de prudência, de exatidão onde coexistem questões éticas fundamentais: *Para fazer um diagnóstico? **Para descobrir*** (se o motivo for científico), ***para ajudar*** (no caso de razões humanitárias), *para obter lucro* (está em causa o prestígio pessoal) e ***para contribuir para a ordem social*** (consequências jurídicas ou administrativas). *A prudência* na utilização dos meios técnicos exige que os benefícios esperados da investigação ultrapassem claramente os danos potenciais. (49,50,51)

LEI DA RESPONSABILIDADE MÉDICA E PROFISSIONAL

A responsabilidade profissional do médico define-se como *a obrigação de indemnização pelas consequências danosas de acções ou omissões cometidas dentro de certos limites, no exercício da sua profissão*. Em primeiro lugar, este exercício exige a consideração de dois bens jurídicos: ***a saúde*** e ***a dignidade humana***. Em segundo lugar, são considerados *deveres médicos*; compreendendo a história clínica, a assistência ao doente, o diagnóstico, o tratamento correto, a informação ao doente e o segredo profissional. O incumprimento destes deveres é a base da responsabilidade moral e jurídica do médico. Lembra-se a criminalidade, a ilicitude e a culpa como princípios fundamentais de todo o crime. A culpa pelos efeitos da ação médica é definida como a atuação médica que envolve uma caraterística ilícita e é realizada com violação do dever de ação assistencial. (52,53,54)

A negligência, a imprudência, a incompetência e o desrespeito pelos regulamentos, são formas de culpa. Salienta-se a obrigação do médico de saber quais os actos que não deve delegar, para evitar ser punido por relegar funções que lhe correspondem exclusivamente, de acordo com a regulamentação em vigor. (55,56,57)

RISCOS E POSSIBILIDADE DE ERROS NO ACTO MÉDICO

É difícil estimar um número exato de erros médicos porque convergem muitos factores, sendo um dos principais o facto de a maioria deles não ser comunicada pelo pessoal que dispensa os medicamentos. *42% da população geral dos EUA considera que, eventualmente, foi alvo de um acontecimento adverso por parte dos médicos.* Na Austrália, 2,4 a 5,6% dos internamentos hospitalares são devidos a erros de prescrição ou de medicação, enquanto nos Países Baixos são registadas 180 000 mortes anuais por erros de medicação e acontecimentos adversos por eles causados. No caso da Venezuela (América do Sul), não existem estatísticas publicadas, no entanto, verificou-se um aumento recente das queixas dos doentes afectados à direção do hospital, à Procuradoria-Geral da República, aos comissários mais próximos da residência do doente, à escola, aos médicos e até aos meios de comunicação social públicos, como as estações de rádio. (58,59)

Historicamente, as sociedades têm aceite a existência do médico e o exercício da sua atividade como um benefício, e as pessoas da comunidade não sabem o que fazer se não tiverem o precioso recurso da medicina. As pessoas que exercem a profissão de médico sempre foram tratadas com especial consideração e apreço, porque lhes é reconhecida a dedicação, o empenho no serviço, a competência e a eficiência. Mas, apesar disso, o exercício da medicina envolve riscos e a prática médica pode causar lesões aos direitos protegidos por lei. (60,61,62)

O médico deve manter o doente constantemente informado de forma clara, completa e exacta. Do mesmo modo, o doente deve exprimir o seu consentimento pessoal através de um terceiro ou de um representante legal. Dado o risco que pode envolver qualquer atividade médica, é o doente que deve tomar a decisão e não o médico. (63)

É importante ser prudente e antecipar os possíveis resultados de um tratamento; infelizmente, a ação terapêutica pode estar relacionada com acontecimentos indesejáveis. A medicina não é uma ciência exacta e nem todos os doentes respondem da mesma forma. (64)

Factores que podem influenciar negativamente

Nos Estados Unidos, 50% dos doentes hospitalizados podem ser afectados por erros médicos. Em 1999, o Instituto de Medicina (IOM) comunicou que entre 48 000 e 98 000 (17,26%) mortes anuais se devem a erros médicos e acontecimentos adversos. Algumas recomendações feitas pelo Instituto centraram-se principalmente na redução da fadiga do pessoal médico, evitando *os "espancamentos"* noturnos e encorajando períodos de descanso durante o dia de trabalho; estima-se que os custos destas medidas possam ser elevados e até a sua eficácia é desconhecida. (65,66,67)

A fadiga é normalmente sentida no meio médico como uma *"falta de energia"*, enquanto o cansaço ou sonolência se refere a um *"estado de alerta diminuído"*. O "Burnout" é uma síndrome que engloba três domínios: *despersonalização, exaustão emocional e baixas competências associadas a uma diminuição do desempenho profissional e está relacionado com erros médicos, uma* vez que estes ocorrem, afectam substancialmente a capacidade global do profissional e é provável que este cometa erros, que não cometeria em condições normais. (68,69,70)

Erro relacionado com a tomada de decisões

1. *Limitações do conhecimento humano devido a uma formação insuficiente.* Se o profissional médico não tiver recebido formação adequada no curso académico não estará bem equipado com as competências e capacidades necessárias para tomar uma decisão que possa comprometer a saúde ou a vida de um doente. (71)

2. *O desenvolvimento acelerado e o avanço dos conhecimentos médicos com uma prática deficiente.* O médico é obrigado a atualizar-se continuamente na formação profissional e responsável pelo conhecimento das técnicas e dos procedimentos de diagnóstico ou dos equipamentos terapêuticos a utilizar. (72)

3. *A incerteza na decisão médica e a inovação tecnológica aplicaram erradamente cada um dos factores na indicação errada.* (73)

Relacionadas com condições de trabalho inadequadas

Na prática médica, muitos dos fracassos na América Latina são causados pelas precárias condições de trabalho dos profissionais de saúde. É fácil entender o que pode acontecer em partes do trabalho médico, onde os danos e as baixas estão aumentando, enquanto o comportamento é mais fácil de culpar os médicos. Por essas razões, uma das responsabilidades do médico deve ser a de informar as deficiências ou más condições de trabalho, registando-as na história clínica como parte da prova documental e denunciando-as às autoridades competentes para exigir recursos adequados. A arte de curar deve ser exercida em ambiente adequado e digno para o doente, que proteja a sua intimidade, privacidade, sigilo médico e em suma tudo o que salvaguarde os direitos do doente; o médico pode até saltar alguns actos electivos na prática profissional, tendo entretanto que se comportar prudentemente em situações de urgência e emergência. (74,75,76)

Na Venezuela, o sistema de saúde foi dramaticamente afetado, como o demonstra a sobrelotação de doentes que, em qualquer circunstância, têm de ser tratados no chão por falta de camas, para além de outras deficiências. (77,78,79)

CONSEQUÊNCIAS DOS ERROS MÉDICOS

Na medicina existem procedimentos médicos que podem custar a vida do doente, como tratar o doente errado devido a uma identificação incorrecta do mesmo, deixar instrumentos cirúrgicos dentro do seu corpo, descuido no acompanhamento de doentes com demência ou Alzheimer deixá-los perder-se e ao ficarem desorientados morrerem de hipotermia ou desidratação, longos períodos de espera no caso de doentes com doenças potencialmente mortais como *meningite bacteriana, enfarte agudo do miocárdio, acidente vascular cerebral, traumatismo craniano, peritonite, pancreatite aguda, cirurgias de urgência, colecistite e* sépsis cujo atraso no atendimento, diagnóstico e abordagem pode ter consequências letais. (80,81,82)

CLASSIFICAÇÃO DOS ERROS MÉDICOS

- ***Os erros gerais*** podem ser desencadeados por uma má comunicação entre os doentes e os médicos, uma organização inadequada das equipas, uma revisão negligente do equipamento necessário para um ato médico (*verificar os sortidos de oxigénio, pilhas, gás, serviços de laboratório e de radiologia, esquecer a verificação do estado e do prazo de validade dos medicamentos e dos produtos sanguíneos, dos antibióticos, das próteses, etc.).* (83, 84)
- ***Os erros de diagnóstico devem-se*** geralmente a uma *interpretação incorrecta* dos sinais e sintomas, a um atraso ou a um erro no diagnóstico, nos testes ou nos resultados. (85,86)

- ***Erros de tratamento tratamento*** médico incorreto, realização de tratamentos técnicos ou pré ou pós-operatórios defeituosos, atraso na tomada de decisões terapêuticas, indicação cirúrgica inadequada.
- ***O erro de prevenção*** é causado por uma má escolha da terapêutica, geralmente em doenças crónicas, ou por não alertar para as interações medicamentosas, omitir dizer ao doente como as coisas são permitidas ou proibidas durante o curso da terapêutica ou da doença, realizar também uma profilaxia antibiótica inadequada (má preparação do cólon antes de uma colonoscopia, informação incorrecta sobre as restrições antes e depois deste procedimento, monitorização pós-operatória mal planeada). (87,88)

ERROS MÉDICOS COMUNS NA PRÁTICA MÉDICA

TYPES OF ERRORS	
Diagnosis	Error delay in diagnosis. Failures in the use tests as acting on the results provided by the monitoring or testing. Order obsolete tests
Therapeutic	Improper care or not indicated. Error in the method, dose of a medication or treatment administration. Mistake in performing surgery, procedure or test. Avoidable delay in implementing the treatment or correction of abnormal response to a test.
Preventive	Failure to provide a prophylactic treatment or inadequate follow the same.
Others	Equipment failures, communication or other systems of care.

Retirado de: Alvarado-Guevara A, Flores Sandí G. Errores médicos. Ata Med Costarric 2009;51(1):1-9.

Estudos realizados em vários países mostraram que as estatísticas de erros médicos variam de 3,5 a 16,6% do número de pacientes hospitalizados, e que nos Estados Unidos é a terceira principal causa de morte depois de doenças cardíacas e cancro. Infelizmente, na América Latina há muito pouca informação sobre o assunto e é provável que esses valores sejam semelhantes ou talvez *mais altos* do que os relatados na América do Norte. (89,90)

É sabido que quando os médicos realizam sem a necessária experiência novos procedimentos, ou iniciam a sua formação numa determinada disciplina, cometem frequentemente erros ou enganos, existindo factores de risco a serem esquecidos pelos médicos que aumentam a sua incidência, tais como a idade extrema dos doentes que se encontram internados em áreas complexas de cuidados como os efectuados na Unidade de Cuidados Intensivos (UCI), nas salas de emergência e nos traumatismos-choque ou um internamento prolongado, todos eles estão associados a uma maior probabilidade de erros.(91,92)

Um estudo efectuado em vários centros de saúde australianos, verificou que de 14.179 admissões hospitalares em 1995, ocorreram eventos adversos em 16,6%; e 13,7% casos de erros. Destes, causaram danos permanentes ao doente como a morte 4,9%, e 51% deles foram considerados *"evitáveis"*, muitos dos erros não se reflectiam na história clínica, pelo que foi utilizado um sistema informático para detetar alterações na dose de fármacos ou medicamentos utilizados. Para a deteção de erros médicos, têm sido realizados estudos observacionais muito dispendiosos que identificaram elevadas taxas de erros e danos ocorridos durante os cuidados hospitalares. (93,94)

Atualmente, há erros na medicina que causam uma morbilidade e mortalidade significativas nos doentes hospitalizados. Na literatura, 54 hospitais de Vermont (EUA) desenvolveram um sítio Web anónimo para notificar erros, quase-erros e eventos adversos. Durante quase 17 meses foram notificados 708 eventos erros na escolha da medicação na dose indicada, na velocidade de infusão nutricional e transfusões recebidas ou não pelo doente; também na administração ou método de tratamento 14%; na identificação do doente 11%; atraso no diagnóstico 7%, erros durante a operação ou procedimento utilizado 4% que tais relatórios anónimos foram analisados no final tornou-se claro que os principais contribuintes eram enganadores; a negligência dos doentes 27%; problemas médico-doente 22%; falha na recolha de dados, na anamnese e no exame físico contidos na história clínica ou na identificação do doente 13%; inexperiência médica 10%; erro na rotulagem ou na marcação dos medicamentos 10% e mau trabalho de equipa 9%. Um erro humano indica, na maioria dos casos, uma falta de formação ou uma falha na forma de atuar num determinado momento; mas a colaboração de toda a equipa de profissionais de saúde é indispensável para conhecer os factos e as circunstâncias, a fim de os corrigir. (95,96)

Por seu lado, os profissionais de saúde dos hospitais dos EUA, carregam os seus próprios registos e dão as suas opiniões sobre os acontecimentos adversos ocorridos, e também pensam sobre a qualidade dos cuidados prestados aos doentes nestes centros. Uma investigação efectuada nos Estados Unidos durante os anos de 1995-1996, utilizando um sistema informatizado, mostrou que os problemas se situavam na ***insuficiência renal*** adquirida no hospital***, na hipercalemia, na hipocalemia e na intoxicação por digoxina***. Quando se procedeu à análise dos *factores envolvidos,* os seguintes: *mais de 69 anos de idade, sexo masculino, mais de 10 dias de internamento, internamento por doença cirúrgica, cardiovascular ou respiratória,* foram encontrados dentro dos primeiros factores de morbilidade e mortalidade; e concluiu que certamente devem ser tomadas medidas para melhorar o sistema de saúde, uma vez que os erros afectam os custos para a instituição, o Estado e os pacientes. Tem sido demonstrado que alguns profissionais de saúde, estão relutantes em participar em pesquisas e discussões sobre erros médicos como dificuldade associada, há uma limitação de que uma grande parte dos erros médicos não são documentados na forma de novos ou na história médica ou eles não são identificáveis. (97,98)

Há autores que discordam do que foi relatado pelo Institute of Medicine (IOM), e que afirmam que os resultados do instituto não são dados bem fundamentados; dado que o Institute of Medicine é uma agência estatal diretamente responsável pela segurança sanitária e estas estatísticas estimadas com base em estudos realizados em hospitais dos Estados Unidos localizados em Nova Iorque, Colorado e Utah em 1992. (99,100)

Estima-se que na América do Norte, os eventos adversos ocorram entre 2,9 a 3,7% das hospitalizações, o estudo pode subestimar o número de eventos adversos por duas razões; a primeira é que apenas poucos casos que foram documentados no registo médico e a segunda é que estudamos apenas os pacientes que permaneceram hospitalizados estão incluídos. Há investigadores que têm estudado a prevenção e a *biossegurança em saúde* como Hofer e Hayward, afirmando que devemos atuar naqueles óbitos ou naqueles que realmente podem ser evitados. Os cientistas têm encontrado muita dificuldade em rever tanto as histórias clínicas como cirúrgicas, e categorizar se foi um evento adverso, erro médico ou erro envolvendo toda a equipa de saúde. (101,102)

Factores envolvidos no diagnóstico médico

Non-medical factors
Medical factors
Physical examination
Lab Tests
Medical history
Interpretive capacity
Diagnostic Tests
Diagnostic
Treatment

De: A. Alvarado-Guevara e modificado pelo autor

LEX ARTIS

"Sempre que cometo um erro, parece que descubro uma verdade que ele não conhecia." Maurice Maeterlinck

O termo *lex artis* vem do latim *"Lei da arte"*, atuação ou regra técnica da profissão em questão. O profissional de saúde, para atuar dentro dos parâmetros desta lei, deve dominar as matérias estudadas na sua carreira, ou seja, ter os conhecimentos necessários e exigíveis para exercer a medicina sem temeridade; caso contrário, levará o doente a agravar a sua dor com perigo e

É por isso que a *Lei do Exercício da Medicina* exige que os médicos estejam constantemente actualizados e renovem os seus conhecimentos para poderem prestar um serviço de saúde de melhor qualidade, para que o médico possa utilizar todos os meios de diagnóstico mais adequados no seu âmbito, interpretar e aplicar em benefício do doente. Conseguiu também que a ciência prevalecesse sobre os critérios económicos favorecendo a escolha do tratamento adequado, a sua aplicação criteriosa, o seu cumprimento e a sua fiscalização. (103,104)

O princípio da *lex artis*, normalmente aplicado às profissões que exigem uma técnica operatória, e no campo da saúde diz que as técnicas para cada tipo de procedimento médico obedecem a tais regras, estas regras ou procedimentos clínicos devem ser temperados ao caso, pois nunca existem dois pacientes idênticos.(105,106)

A doutrina jurídica alemã afirma que a indicação médica e a *lex artis* são dois conceitos estritamente relacionados, mas essencialmente diferentes. Enquanto a indicação médica responde "sim" ao tratamento e determina a aplicação desta ou de outra medida, a "*lex artis*" refere-se ao "*como fazer*" do tratamento, ao procedimento ou método a seguir. A negligência, pelo contrário, implica uma *violação das regras*, um desvio do "bom trabalho", um desvio do ato médico. (107, 108)

O ato médico é a atividade de avaliação diagnóstica, de tratamento, de prescrição, de prognóstico ou de aplicação de medidas destinadas a assegurar a saúde dos indivíduos ou de grupos de colectividades, exercida por um médico com liberdade de escolha e consentimento do sujeito ou da população, ficando obrigado a reparar os danos causados no exercício da sua atividade profissional. A base jurídica é a necessidade jurídica e social de responder pelos danos causados por uma falta intencional ou não intencional, mas previsível e evitável, no exercício da sua profissão. O *ato médico é um contrato de prestação de serviços,* que pode dar origem ao direito de reclamar se não tiver cumprido ou tiver cumprido mal as disposições desse contrato. Se, no decurso do tratamento, a sua culpa causar um dano ao doente, o médico deve repará-lo e essa responsabilidade tem o seu orçamento nos princípios gerais do discernimento, da atenção, da liberdade e do direito. (109,110)

DISPENSA MÉDICA

O termo ***dispraxia médica*** significa alteração da prática médica; enquanto a expressão ***negligência médica*** *só deve ser utilizada quando o juiz assim o determinar,* nestes casos o médico causa um dano em consequência de uma ação errada, do uso incorreto de uma técnica, da sua inexperiência ou ignorância. (111,112)

Existe também um termo chamado *"erro honesto"* que significa que, na realidade, *o médico não tem intenção de causar danos,* mas devido à existência de múltiplos factores num determinado momento, pode afetar a prática médica. (113)

Dentro do contexto nosográfico encontramos o termo iatrogénico, que significa qualquer alteração do doente produzida pelo médico; conceito composto, nascido do grego "*iatros*" que significa *médico* e da *origem* "genea". (114)

NEGLIGÊNCIA MÉDICA

A negligência médica é definida *como um erro inadvertido vencível,* um defeito na aplicação de métodos, técnicas ou procedimentos em diferentes fases da atuação médica, de que resulte um prejuízo previsível para a saúde ou para a vida do paciente. Para que se configure a negligência médica é necessária a concomitância de três elementos indispensáveis:

- ***Prova de ausência***
- ***Prova de danos***

- Relação causal entre eles.

PORQUÊ A NEGLIGÊNCIA?

São múltiplas as causas que podem cooperar para a cristalização da negligência médica; no entanto, as que mais se destacam pelo seu carácter quotidiano são:

1. ***Má relação médico-doente.*** Está demonstrado que, quando existe uma boa relação entre o médico e o seu doente, as reivindicações médicas são mais baixas, talvez por compreenderem a patologia do doente ou da sua família, por bondade, ou por encontrarem empatia pelo seu desconforto ou doença. (115)

2. ***Elaboração incorrecta de uma história.*** A anamnese é o meio pelo qual o médico recolhe parte dos dados biográficos, anamnésicos e do exame físico, a fim de obter um diagnóstico presuntivo; a falta ou ausência de dados neste documento dificulta o acesso ao conhecimento, com êxito, da entidade patológica que afecta o doente. (116)

3. ***Comunicação deficiente entre a equipa de saúde.*** A coerência e união de todos os membros da equipa de saúde, é um dos pilares fundamentais para a boa gestão do doente; é através da integração de dados, comunicação de eventualidades, possibilidades alérgicas, interações medicamentosas, necessidades de urgência e outros exames que podem alertar para a necessidade de acelerar ou orientar um estudo, reajustamento de fármacos ou antibióticos; até evitar a necessidade de exames e cirurgias dispendiosas. A má ou mesmo inexistente comunicação entre os membros da equipa, não só acrescenta mais stress no local de trabalho, como falta de "rapport", desconfiança e, por sua vez, vai afetar a recuperação do doente ou a sua cura. (117)

4. ***Condições de trabalho vergonhosas,*** má remuneração financeira do trabalho ou do trabalho realizado pelo médico e pelo restante pessoal de apoio da medicina, traduzem-se numa equipa de trabalho desmotivada, ressentida, desatualizada, desnutrida, com má qualidade diária, com risco de elevada insegurança social para toda a vida. (118)

5. ***Monitorização inadequada do doente.*** As avaliações periódicas do doente tornam-se importantes, sobretudo no caso de doentes de risco ou que tenham tido uma doença potencialmente mortal ou que tenham deixado sequelas importantes. (119)

DIFERENÇAS ENTRE ERRO MÉDICO E NEGLIGÊNCIA

MALPRACTICE	MEDICAL ERROR
Medical action that does not conform to current medical knowledge by ignorance, negligence, carelessness or poor organization, causing injury to the patient, a transient, permanent damage and even death.	Medical error occurs due to unknown effects of interaction between the subject receiving the intervention (the patient) and the act of health personnel. Most of these are due to human failings that are potentially preventable.
It occurs when there is: • *Neglect* • *Inexperience - recklessness* • *Failure to comply with rules and regulations* • *Fraud*	It occurs when there is inaccuracy in the following: • *Misdiagnoses* • *Therapeutic erroneous* • *Failure of preventive measures* • *Others*
Usually involves a legal sanction	No legal sanction
It is related to a practice or poor quality care of medical practice.	It is related to opinion contrary to the truth and medical knowledge.

Fonte: própria.

IATROGÉNICO

Há uma variedade de posições sobre este conceito, o médico que é considerado iatrogénico não tem causas imputáveis, há quem diga que não é sinónimo de erro médico, enquanto outros dizem que sim. O termo *iatrogénico* ainda não consta dos dicionários médicos; apenas o adjetivo "iatrogénico" se refere a *"todas as alterações do estado do doente produzidas pelo médico, mesmo quando aplica uma indicação terapêutica correta".* É o resultado de um *acontecimento imprevisto,* que não tem possibilidade de ser evitado pelos meios habituais de cuidados individuais ou colectivos, e que, em princípio, não deriva da vontade ou culpa do médico. (120)

Classificação das iatrogenias:

- ***Iatrogénico positivo:*** Quando as alterações são inócuas para o doente.

- ***Iatrogénico negativo:*** O estado do doente é prejudicado devido a uma ação ou intervenção médica. A iatrogenia negativa pode ser de dois tipos: *necessária* ou *desnecessária.* Na iatrogenia negativa necessária o médico tem pleno conhecimento do risco de dano, é algo esperado, antecipado, não produzindo surpresa e reconhece-o como uma consequência possível das suas acções em prol do doente, na sua determinação de curar tem de considerar o *"risco/benefício".* Podemos distinguir alguns exemplos como uma infeção urinária causada pela instalação de um cateter de Foley (urinar); sentir dores de estômago devido ao efeito secundário de um antibiótico para tratar uma infeção sistémica ou uma trombose nos membros inferiores após uma cirurgia à anca. No tipo de iatrogenia desnecessária a ação médica negativa causou um dano que não tinha razão de ser, é uma consequência da ignorância e é eticamente inaceitável. Está excluída da negligência, por não ter os elementos de culpa, sendo também designada por "violação" ou *"necessidade médica".* (121,122)

No âmbito da relação médico-doente, existem elementos de comunicação entre o médico e o doente ou a família como a comunicação expressiva não-verbal através de gestos ou atitudes. latrolalia apelada a palavras que podem provocar sentimentos de humilhação ou ridicularização, aumentar a desconfiança, estimular a hipocondria e ferir a autoestima. Além disso, um diagnóstico precipitado e insuficientemente contrastado pode fixar-se na mente do doente e ser muito difícil de retificar mais tarde. Este mau uso da informação pode dever-se à falta ou insuficiência, excesso, ambiguidade, informação angustiante, utilização de termos populares de mau prognóstico, falta de discrição, fornecimento de informação através de uma linguagem metafórica incompreensível para o doente ou quando lhe falta a necessária empatia. (123)

Aí actos como amputar ou retirar o órgão errado, administrar erradamente alimentos destinados a uso entérico por via intravenosa, deixam de ser erros e passam a ser negligência médica, pois tais falhas não ocorreriam em condições de prática cuidadosa se os profissionais prestassem atenção ao que estão a fazer, enquanto que; picar um pulmão e provocar pneumotórax quando se pretendia drenar derrame pleural, perfurar e provocar peritonite do cólon durante um procedimento de colonoscopia, são situações que podem ocorrer se as expectativas tiverem sido tomadas e podem ser classificadas como erros médicos. Por vezes as situações na prática médica são mais complicadas, e normalmente a diferença entre negligência e erro médico não é explícita e depende de várias condições. Cometer erros é humano, escondê-los é imperdoável e não aprender com eles é indesculpável.

Há algum tempo atrás, a imprensa norte-americana noticiou o caso de uma doente que recorreu a um serviço de urgência devido a uma forte dor de cabeça, tendo os médicos não encontrado anomalias no exame clínico e considerado que não apresentava qualquer problema urgente e, após a melhoria dos sintomas, foi enviada para o seu domicílio com a indicação de vir ao seu médico habitual, tendo a doente falecido posteriormente em consequência do que parecia ser uma hemorragia subaracnoideia. Este problema poderia ter sido diagnosticado durante a admissão no serviço de urgência através de uma punção lombar ou de uma tomografia computorizada (TC) craniana, mas a indicação destes exames depende da própria informação fornecida ao doente e da experiência do médico a suspeitar. Se o doente tivesse referido ao médico que se tratava da "dor de cabeça mais importante da vida", deveriam ter sido feitas provas; mas, pelo contrário, se o doente referisse uma história de cefaleias repetidas há vários anos e não manifestasse que a cefaleia atual apresentava caraterísticas especiais, tais provas não deveriam ser feitas, porque fazê-las indiscriminadamente a todas as pessoas com cefaleia faria mais mal do que bem; neste caso, tratar-se-ia de um *"erro de julgamento"*, uma vez que uma cefaleia severa uma ligeira confusão e a família pode exigir uma indemnização pelos danos causados pelos profissionais, sendo que os médicos estariam isentos de culpa e não deveriam estar sujeitos a desqualificação profissional ou a ação penal. Se é verdade que a gestão de saúde existente nos centros de saúde pode ter algum grau de compromisso com o facto de os erros ocorrerem ocasionalmente, isso não exime a responsabilidade individual do médico assistente. Eventos devidos a uma gestão sanitária errónea são a epidemia de hepatite num quarto de hospital, por contaminação de uma solução medicamentosa utilizada como tratamento em vários doentes, sem mudar a agulha, inoculando assim o vírus da hepatite e tendo como objetivo reduzir as despesas do hospital; esta situação induziu de alguma forma a criminalização dos médicos responsáveis pelo quarto. Na Venezuela há vários anos ocorreu uma epidemia de malária por *Plasmodium vivax* em Barquisimeto (Venezuela), precisamente porque uma seringa reutilizada contaminada com o sangue de um doente com malária, em doentes saudáveis. Quando as condições do nosso trabalho como médicos são inaceitáveis para uma boa prática clínica, devemos denunciar as deficiências da prática médica e abstermo-nos de apresentar a renúncia a esse trabalho, as reclamações e queixas devem estar presentes antes e não depois de surgirem os problemas, de forma a evitá-los, e não responsabilizar os outros pelas responsabilidades que temos. (124,125)

A PRAXIS MÉDICA SOB A ÓPTICA DO EXERCÍCIO DA LEI DA MEDICINA

É importante esclarecer que qualquer atuação em diferentes áreas, pode gerar responsabilidade a terceiros. O exercício do trabalho médico, tem responsabilidade penal, civil, administrativa e disciplinar de forma isolada bem combinada; a Lei do Exercício da Medicina na Venezuela, cita: *"As sanções disciplinares e administrativas são aplicáveis sem prejuízo da responsabilidade civil ou penal que possa ser exigida como consequência da ação, omissão, incompetência, imprudência ou negligência no exercício da profissão"*. A mesma lei impõe sanções diferentes para cada tipo de responsabilidade. O despacho de sanções disciplinares, que prevê que *"O despacho de sanções disciplinares são: repreensão oral e privada, repreensão oral e pública, repreensão escrita e privada, repreensão escrita e pública, exclusão ou privação da honra, dos direitos ou privilégios de ofício ou profissionais"*. As sanções administrativas referidas: "Treze a sessenta e seis unidades fiscais e suspensão do exercício da profissão até dois anos. No que respeita às sanções disciplinares", são competentes para as sanções disciplinares os tribunais disciplinares dos Colégios de Médicos ou de outras organizações profissionais médicas e, em caso de recurso, o Tribunal Disciplinar da Federação Médica". Podemos concluir que a teoria geral da responsabilidade, é uma potencial parceira da ação médica, pelo que se pode afirmar, que todo o ato do homem implica responsabilidade; o que se traduz num dever de reparação no caso de ter sido cometido um erro, que gerou uma culpa e um dano a terceiros. (126,127)

O Dr. Mendez Quijada, psiquiatra e advogado venezuelano, pensa que nesta terra, ao contrário de outros países, há uma predominância de acusações criminais em vez de queixas de responsabilidade, recomenda a importância de uma relação médico-paciente adequada com o objetivo de reduzir a possibilidade de queixas desnecessárias, uma vez que uma relação sólida de confiança baseada na honestidade, na evidência constante e desinteressada do cuidado do paciente dentro das suas complicações e do médico francamente, têm sido elementos-chave para evitar uma queixa do paciente ou da sua família. (128,129)

A IMPORTÂNCIA DA RELAÇÃO MÉDICO-PACIENTE

Vimos uma série de virtudes, que mergulham na mais íntima convicção e razão de ser do médico; no entanto, na relação médico-doente surge um conjunto de problemas, como a confidencialidade, a privacidade e a fidelidade, entre outros, que devem ser protegidos. Sem a mais requintada atenção a estes aspectos, a relação com o doente é quebrada. É imperativo que tanto a dignidade do doente como a do médico sejam totalmente respeitadas. (130,131)

O reconhecimento e o respeito pelos direitos dos doentes é um imperativo de uma medicina assertiva, pois só no quadro do respeito e do exercício dos direitos se concretizará o princípio da autonomia, segundo o qual o doente assume a tomada de decisões de acordo com os seus próprios interesses e valores. (132)

Tancredi, em 1978, definiu o conceito de *medicina defensiva* como a aplicação de tratamentos, testes e procedimentos, com o objetivo principal de defender o médico de críticas e evitar controvérsias ou quaisquer reclamações por má prática; mas estes procedimentos podem, *exceder as considerações de diagnóstico e tratamento.* (133)

Poder-se-ia argumentar que a procura da excelência profissional deve partir do facto de os actos médicos deverem cumprir dois requisitos básicos: a correção e a bondade. A primeira qualidade, refere-se à *formação adequada em cuidados de saúde* e à correta execução dos mesmos; a segunda, à condição moral do médico, à sua *sensibilidade humana* e ao reflexo dos seus próprios valores éticos nos actos praticados. Reconhece-se que muita perícia na arte de curar e bondade no trabalho do médico o torna *"bom".* (134)

Desde o juramento de Hipócrates até à Declaração de Genebra (Associação Médica Mundial), os códigos de deontologia médica têm ignorado a obrigação de respeitar a verdade, deixando ao critério médico a quantidade, a qualidade e a forma de dar informações aos doentes. Judicialmente, foi assimilada com a revelação de técnicas de comunicação ou de procedimentos que exigem decisões por consentimento ou recusa do paciente aos procedimentos médicos. Esta relação de verdade assenta em três pilares:

a. ***O respeito pela pessoa humana,*** está intimamente ligado ao princípio da autonomia, o consentimento não é expressamente autonomia se não for previamente informado ao paciente.

b. ***Respeitar o dever de lealdade,*** manter as promessas e o contexto moral adquirido da relação com o doente para dizer a verdade. Esta lealdade tem um carácter de respeito mútuo, ou seja, o doente aceita dizer a verdade ao seu médico e vice-versa.

c. ***A relação médico-doente é de confiança e o cumprimento de regras de rigor,*** **tal como na relação investigador/sujeito, é de segurança e confiança.**

O *dever de confidencialidade* é estabelecido quando o paciente concorda com a anamnese, o exame e o registo numa história clínica, renunciando a uma parte importante da sua privacidade para depositar nas pessoas com acesso a essa história, mas; está obrigado pelo segredo médico a não revelar o seu conteúdo sem autorização.

Existem vários tipos de argumentos que sustentam a manutenção da confidencialidade ou do segredo médico, nomeadamente:

a. Com base nas consequências, se o doente não confia no médico, não permite um exame adequado ou os exames complementares, os direitos do doente são traídos, admitindo uma exceção como prevenção de danos a terceiros, ao próprio doente ou ao interesse público, sem subestimar a validade deste último.

b. Associada à autonomia e à intimidade, baseia-se em princípios morais de respeito pela autonomia, privacidade e integridade pessoal, a rutura pode causar graves repercussões no seu ambiente pessoal, laboral, familiar, profissional e até perturbações emocionais.

c. Envolvido com a fidelidade, é outra forma de forçar a confidencialidade. Há situações especiais em que a quebra do silêncio se justifica e quando ocorre, resultando em prejuízo para os outros. Está intimamente relacionada com a autonomia e a privacidade. ***A fidelidade*** é também conhecida como *retidão* profissional e deve ser entendida como a capacidade de cumprir os compromissos, promessas e compromissos assumidos voluntariamente, cuja expressão é o respeito pelos princípios morais da autonomia, da justiça e da utilidade.

A privacidade é um direito derivado dos direitos fundamentais de vida, liberdade, propriedade, é o acesso limitado à informação sobre uma pessoa, os seus hábitos, costumes, habitat, sentimentos, relações com pessoas da sua esfera imediata. Defendem teorias consequencialistas, justificando o direito à privacidade como um instrumento de desenvolvimento pessoal, de criação e desenvolvimento de relações de proximidade e uma expressão da liberdade individual. Finalmente, há um modelo que defende o princípio da autonomia do indivíduo e a capacidade de exercer acções independentes, como conceder ou não o acesso à informação. (135)

Há conflitos de lealdade e lealdades divididas, envolvendo o princípio moral derivado da lealdade profissional, que emana da própria maneira de ser e do empenhamento do médico, mais do que de promessas, votos, juramentos ou contratos com o doente. Tradicionalmente, o interesse dos doentes acima dos interesses dos outros e até do próprio médico tem sido concebido como uma prioridade, mas este ideal nem sempre tem sido cumprido, ou moralmente está por cumprir. Segundo outros autores não podemos obrigar o médico a atender gratuitamente todos os doentes ou a pôr em perigo as suas vidas no exercício da profissão. (136)

Os conflitos de interesses de terceiros provocam também lealdades divididas; de tal modo que a estrutura das instituições de saúde actuais provoca muitas vezes, em função da atribuição de benefícios ao profissional de saúde, da sobrecarga de trabalho ou do interesse do doente, conflitos com os colegas, a instituição ou a empresa que colocam o médico numa encruzilhada moral perante uma decisão urgente. Nessa altura, deve abandonar ou modificar uma das lealdades em conflito, única forma de se reconciliar. (137)

Eventualmente acontece, que as obrigações do médico entram em conflito com os interesses do doente, por algumas doutrinas religiosas que impedem determinadas condutas terapêuticas dos seus membros, também nos casos de intervenções intra-uterinas em grávidas em que o interesse de preservar a vida da mãe pode atingir o feto. O médico deve, nestes casos, recorrer à autoridade judicial que estabelecerá a prioridade da lealdade face ao conflito de interesses. (138)

É comum o médico entrar em conflito entre o seu dever para com o doente e os interesses da empresa ou instituição para a qual trabalha. Um exemplo é o pessoal médico de empresas, instituições militares ou penitenciárias. O médico que trabalha para empresas deve observar os preceitos contidos nos códigos de ética e deve recusar-se a assinar qualquer contrato, onde seja obrigado a reter informações que possam beneficiar ou prejudicar o paciente. (139)

Em relação ao médico militar, é possível conciliar perfeitamente os interesses do exército com os princípios éticos, mesmo que seja uma guerra injusta, pois seu serviço é prestado por seres humanos, e não pelo soldado, e observa o especificado nos códigos de ética e nas declarações internacionais em casos de tortura. Os mesmos médicos que prestam serviço nas prisões, e a participação em exames, entrevistas, preparação e participação em execuções é aplicada. A utilização de um relatório epidemiológico adequado sobre estes acontecimentos adversos ou erros nas instituições de saúde, é essencial para a prevenção, e a sua ausência dificulta a instalação de medidas preventivas. (140)

OBRIGAÇÕES E DEVERES DOS MÉDICOS

Algumas das obrigações e deveres que se seguem constam das leis e dos códigos morais da arte da medicina; enquanto outras decorrem de exigências legais actuais, dada a evolução da nossa sociedade, entre as quais se destacam o sigilo profissional, a prestação de informação técnica adequada ao doente, *o consentimento voluntário informado, a obrigação de conhecimento, diligência e pelo médico, a continuidade do tratamento, a assistência e o aconselhamento, a certificação da doença e do tratamento, bem como do nascimento e da morte.* (141)

Todos e cada um dos intervenientes no ato médico são individualmente responsáveis pela universalidade do dano, podendo o juiz, ou não, atribuir a cada um dos profissionais de saúde um grau maior ou menor e estabelecer a percentagem de responsabilidade pelo facto danoso. (142)

Eventualmente um médico pode atuar contra a vontade de um doente, por exemplo, para lhe salvar a vida, pode chegar a enfrentar tribunais disciplinares e criminais, porque o princípio da autonomia não é mais do que o direito moral de governar; e isso pode prestar-se a tais conflitos de natureza profissional e ética. (143)

COMPONENTES DISRUPTIVOS DA PRÁTICA MÉDICA

Negatividade na aceitação das manobras terapêuticas.

Entre os conflitos que freqüentemente surgem durante a prática da medicina, existem os de tipo religioso, um exemplo comum são as chamadas "Testemunhas de Jeová", um grupo cristão fundamentalista que se recusa a aceitar a transfusão de hemoderivados ainda quando a vida do paciente está em risco, e a decisão envolvendo crianças ou pacientes cuja saúde é crítica e embora atualmente existam recursos no arsenal médico como a eritropoietina e colóides autólogos.

Há emergências reais que ameaçam a vida do doente, por exemplo septicemia complicada com *coagulação intravascular disseminada, choque hipovolémico, em que é urgente a transfusão de sangue para o doente*; e embora tais decisões, que implicam a indicação de um derivado do sangue, sejam um ponto de partida para as queixas deste grupo religioso, o pessoal médico não deve esquecer que a Constituição da República Bolivariana da Venezuela prevê a proteção da vida como um direito legal inalienável, pelo que o médico estaria coberto no caso de ter de tomar uma decisão de emergência num determinado momento, se um doente for levado para uma sala de emergência inconsciente por choque hipovolémico. Do mesmo modo, a

Lei Orgânica Venezuelana de Proteção da Criança e do Adolescente (LOPNA) refere que prevalece a autonomia da personalidade jurídica e que o médico deve agir em conformidade. (144)

O DOENTE AGRESSIVO

Na América Latina, uma das questões que ganha maior importância é a violência nas suas diferentes formas e manifestações, que tem impacto individual e coletivo. De acordo com a literatura, um dos sectores de emprego com maior risco de exposição à agressão é o sector da saúde, porque os centros de saúde são locais onde se lida com grande atividade e emoções relacionadas com a vida, a doença e a morte; isto implica uma interação estreita entre o pessoal de saúde, a família e os pacientes, o que por vezes desencadeia conflitos e violência. (145)

No contexto psicológico, a violência é uma forma de resposta inadequada que surge como reação secundária a diferentes emoções e mecanismos de defesa adequados à situação particular de frustração, perda de um ente querido, ansiedade e medo de ser desprezado. Constitui um tipo de resposta desadaptativa e o seu nível pode ir desde uma resposta verbal como os insultos e as recriminações até ao ataque físico, dependendo de vários factores. (146)

1. Factores pessoais

Idade.

Ser jovem é um fator de risco para a violência, e quanto mais jovem se é menos mecanismos de defesa para situações de conflito, da mesma forma, um médico jovem tem menos experiência em lidar com tais situações difíceis e, da mesma forma, quanto mais jovem o paciente, pode ser adolescente de mecanismos de defesa adequados para lidar com conflitos.

Sexo.

Existe uma ligeira tendência para a agressão masculina sobre as mulheres e está relacionada com as experiências de vida na infância (especialmente em caso de história de abuso durante a infância), o grau de experiências de vida anteriores bem sucedidas, o imediatismo das reacções, a aparência física.

Relação com o meio ambiente. Existem factores que favorecem a agressividade como o trabalho sozinho, sem outros profissionais que possam dar conhecimento à autoridade do estado de agressividade, o trabalho com o público e o contacto stressado ou carregado com um elevado nível de ansiedade dos indivíduos. A sensação de perigo percebida pela vítima, a situação psicológica dos actores da relação médico-doente, as consequências esperadas e temidas; e a perceção dos direitos adquiridos.

Factores institucionais. O clima institucional das caraterísticas físicas únicas do hospital, onde não é dado qualquer conforto e um ambiente adequado e organizado de espera, o atraso no atendimento ao doente gera, por sua vez, mais stress sobre ele, que não vê resposta ao seu pedido de serviço de saúde, e os aspectos culturais e políticos do recinto e a sua projeção na sociedade.

A personalidade do doente e do médico em risco de agressão (temperamento), entre as quais se destacam *a personalidade agressiva passiva, paranoica, compulsiva, histriónica, borderline ou limítrofe, personalidade antissocial,* atitudes e expectativas.

A situação clínica de maior risco verifica-se em serviços de urgência e instituições que fomentam um prémio à agressividade do público (doentes e familiares) e do pessoal em conformidade.

Os médicos de reconhecimento de metas devem concentrar-se no que é realmente importante e repensar os objectivos da relação médico-doente. (147)

Por vezes, é necessário propor ***uma nova relação*** ao doente que trata os outros membros do pessoal, mas esta opção deve ser utilizada como último recurso e, infelizmente, nem sempre é possível.

Medidas de controlo e prevenção, que vão desde a receção adequada ao doente, evitando atrasos, mantendo as salas insaturadas e, se possível, com um ambiente calmo e descontraído, evitando discussões. Se possível, o doente deve ter um primeiro contacto ou saudação com o pessoal de saúde e pode ser útil formar o pessoal de saúde com ferramentas de autocontrolo e de abordagem para aprender a não se deixar levar por emoções negativas. Utilizar manobras de autocontrolo como *"contar até dez"* ou *"contrapeso emocional"* (que consiste em impregnar o doente com um clima emocional equilibrado de paz e evitar qualquer queda no clima de agressividade). (148)

A personalização das mensagens deve mostrar ao doente a importância que lhe damos em tempo útil e também mostrar interesse em ajudar, como regra na entrevista inicial o examinador deve sempre pensar e dar prioridade à sua segurança pessoal, deve retirar *colares, brincos, óculos, gravatas antes de iniciar uma entrevista com um doente potencialmente agressivo e eliminar da vista do doente um objeto que possa vir a ser utilizado como arma (lápis, canetas, seringas, bisturis).* O médico deve avisar a equipa médica, quando vai entrevistar o doente, para alertar o pessoal para qualquer necessidade de intervenção do pessoal de segurança e efetuar uma avaliação nunca sozinho com um doente violento.

A violência é um *processo diádico,* de acordo com isto, o comportamento e *os elementos pré-verbais* de comunicação do examinador podem induzir ou prevenir a violência, deve falar de forma pausada mostrando um comportamento calmo, mostrando interesse por tudo o que o paciente diz, sem ignorar ou criticar o que ele comunica. O doente violento ou agressivo nunca deve ser considerado se está armado, nestes casos, deve ser dado alarme ao pessoal de segurança ou à polícia. Dentro de algumas recomendações a estes doentes agressivos encontram-se: Nunca dar as costas a um indivíduo violento, *manter as mãos à vista deste indivíduo, evitando movimentos bruscos ou repentinos,* por favor fora do alcance do espancamento do doente, *nunca tentar tocar-lhe quando este for agressivo.* Os primeiros sinais de violência são *falar de uma forma mais rápida, subir o tom, sarcasmo, deambular, recusar sentar-se, cerrar o maxilar.* Quando um doente está muito agitado ou irritado, é impossível raciocinar. Os especialistas na matéria afirmam que *"no meio da agressividade deve evitar-se o raciocínio"*. (149)

A AUTÓPSIA REVELA SEGREDOS

Infelizmente, a autópsia está a tornar-se cada vez mais obsoleta, sendo mesmo substituída, em alguns países, pela chamada *"Virtopsy"* (técnica de digitalização virtual), que pode *"descobrir"* omissões ou erros de diagnóstico. Nos EUA, no início dos anos 70, apenas 20% dos cadáveres eram autopsiados e, atualmente, estima-se que apenas 8,5%. Talvez isso se deva ao facto de a autópsia revelar frequentemente erros médicos e expor os profissionais e os hospitais. Além disso, para os enlutados e para as pessoas próximas das pessoas falecidas, a ideia de que o corpo de um ente querido seja dissecado é desagradável e mesmo algumas religiões, como o Islão e o Judaísmo, rejeitam este procedimento post mortem, pelo que a ciência chegou à autópsia virtual e à imagiologia post mortem, como procedimento de rotina nos EUA, Austrália, Reino Unido e Japão. (150)

Eles foram realizados em pacientes que morreram na área de emergência, e autópsias realizadas sobre esses corpos, diagnósticos não tinha sequer sido suspeitado, como tumores malignos, *pancreatite hemorrágica* e em quase metade dos casos são encontrados houve uma discrepância importante do relatório da autópsia e diagnóstico clínico. Estudos mostram que no Hospital Privado de Córdoba (Argentina), 53 autópsias foram revistos casos clínicos em adultos de janeiro de 2005 a junho de 2009 classificação de Goldman aplicada para estabelecer discrepâncias clínico-patológicas entre o diagnóstico pré e post mortem. Os diagnósticos clínicos mais frequentes foram as infecções respiratórias e o tromboembolismo pulmonar agudo. Enquanto os achados das autópsias revelaram geralmente infecções respiratórias e enfarte agudo do miocárdio. Foram detectadas 17 discrepâncias importantes e 30 coincidências, sendo as *infecções respiratórias* a principal causa de falha, seguidas do *enfarte agudo do miocárdio,* sendo as primeiras o principal tipo de erro, pelo que neste estudo se sugere a adoção de estratégias de informação e educação para atualizar a autópsia e as práticas clínicas tradicionais. (151)

DISCREPÂNCIAS NA CLASSIFICAÇÃO CLINICOPATOLÓGICA COMO GOLDMAN

Mayor discrepancies

Class I: discrepancies in more diagnoses. Knowledge of the diagnosis before death might contribute to changes in the management that could have prolonged life or cured the patient.

Class II: discrepancies in more diagnoses whose detection before death would have probably not changed survival even with correct treatment.

Minor discrepancies

Class III: discrepancies in minor diagnoses not directly related with the cause of death but who should be treated and symptoms that could eventually affect the prognosis.

Class IV: discrepancies in hidden, not diagnosable under Diagnostics, but with genetic or epidemiological implications.

Concordances (without discrepancies)

Class V: There are commonalities between diagnoses.

Source: Bürgesser M, Camps D, Calafat P, Diller A. Discrepancias entre diagnósticos clínicos y hallazgos de autopsias. Fundación Revista Medicina 2011;71(2):11-18.

Estudos recentes descobriram que cerca de *25% dos diagnósticos das causas de morte estão errados*, e que a autópsia é útil para ajudar a corrigir muitos dos certificados de óbito. Comparando os resultados dos diagnósticos clínicos com os das autópsias em Espanha, foram encontrados 52,1% de erros nas certidões de óbito e 24% nas autópsias, nos certificados hospitalares baseados apenas em critérios clínicos. Esta taxa de discrepância entre o diagnóstico clínico e o resultado da autópsia manteve-se constante durante mais de 30 anos, apesar de a medicina ter atualmente caraterísticas mais avançadas. De todos os erros médicos, os erros de diagnóstico e os erros dispendiosos constituem uma fração substancial. (152)

A MEDICINA DEFENSIVA

Embora os erros na área médica sejam eventualmente imprevisíveis e inevitáveis, estarão sempre latentes, e as condições de trabalho em que a equipa de saúde se desenrola, serão uma das principais influências que podem servir de "gatilho" de actos inseguros ou "arriscados" na prática médica. Na nossa sociedade moderna, o inconsciente coletivo tem a ideia de que os problemas de saúde, sejam eles quais forem, têm de ser resolvidos e têm sempre de ter um final feliz, não concordando com o contrário e quando isso acontece, então há que encontrar alguém para culpar "o médico". (153)

O erro é tratado de forma punitiva, o médico é culpado, pelo que tende a evitar a comunicação por quaisquer favores. O médico passa por um linchamento nas redes sociais, emitindo veredictos preconceituosos e longos processos judiciais; para que depois, na maioria dos casos, continue ilibado. O médico está sozinho, sem apoio dos pares e a nível institucional e pessoal, passando por uma série de perturbações psicológicas com impacto na sua vida privada, profissional e económica.(154)

Em Espanha, por volta de 1986, começou um boom de reclamações médicas, que criou a *"medicina defensiva";* no entanto, há muitos factores que, interagindo entre si, aumentaram a litigiosidade. A tendência é para que, na prática, a medicina defensiva aumente. Segundo a mesma fonte, nos EUA, em 2000, o custo dos pedidos de indemnização variou entre 41 000 milhões de dólares e, em 2008, o custo foi de 200 000 milhões por ano, o que representa 10% do total das despesas de saúde do país. *A maioria dos sinistros médicos está relacionada com a informação dada ao doente e à família e raramente com a eficácia da prática médica,* daí a importância do *"Consentimento Informado"* e do desenvolvimento de *uma boa e efectiva relação médico-doente*, incluindo os familiares responsáveis pelo caso.

SUSCEPTIBILIDADE A ERROS MÉDICOS NA UNIDADE DE CUIDADOS INTENSIVOS (UCI)

"O homem inteligente aprende com os seus próprios erros, o sábio aprende com os erros dos outros." Adasme Arturo Vasquez.

O Instituto de Medicina dos Estados Unidos (IOM), em 1999, publicou um artigo intitulado: *"Errar é humano",* estimando que os erros médicos estavam a causar entre 44.000 a 98.000 mortes por ano e determinou que a Unidade de Cuidados Intensivos (UCI) representava uma parte substancial em termos de desafios na segurança do paciente. O trabalho dentro da UTI, é uma caraterística especial *altamente complexa* e geralmente requer decisões urgentes de alto risco num curto espaço de tempo, incluindo o tratamento de indivíduos cujos detalhes pessoais e anamnésticos são desconhecidos ou mal fornecidos pelos indivíduos ou famílias, além disso, o paciente deve ser abordado por médicos de vários níveis de formação em cuidados intensivos ou são interconsultados especialistas. O erro nas indicações médicas, está associado a uma elevada proporção de incidentes e eventos adversos, os fármacos mais frequentemente associados a erros em UCI são os ***fármacos cardiovasculares*** (24%), ***os anticoagulantes*** (20%) e ***os antibióticos*** (13%), e normalmente ocorrem durante procedimentos ou administração de tratamentos (74,8%), sobretudo pela ordem médica ou interpretação da mesma. De um modo geral, dentro das unidades de cuidados intensivos, os fármacos especificamente relacionados com o erro são: ***inotrópicos, narcóticos, sedativos, analgésicos, magnésio, anticoagulantes e antibióticos***.

O pessoal da UCI deve reconhecer as suas limitações para lidar com determinadas doenças ou complicações que não estejam devidamente preparadas, devendo o médico aconselhar o doente, os seus familiares ou representantes a apresentarem opções; interconsulta como outros especialistas para reforçar o diagnóstico e a conduta. Para complicações específicas pode ser oportuna a transferência do doente para um centro especializado ou com melhores recursos. Os princípios da *ética, da autonomia, da beneficência e da justiça* devem ser elementos fundamentais que fundamentam a tomada clínica de muitas das suas decisões nas UCI. (155)

ERROS EM ADULTOS GRAVEMENTE DOENTES

Nos países industrializados, com o objetivo de otimizar a qualidade da prestação de serviços de saúde e minimizar a possibilidade de erros, principalmente no tratamento de pacientes adultos gravemente enfermos, foi realizada uma revisão da literatura científica entre os anos de 1985 - 2008, erros cometidos por enfermeiros de Unidades de Terapia Intensiva (UTI) relatados nas folhas dos prontuários dos pacientes, onde ficou evidente que os mesmos eram vinculados por indicações médicas com uma variedade de medicamentos em doses diferentes sendo considerado um mesmo paciente, o que foi um fator de erro somado a tratamentos equivocados. Na UTI é necessário grande habilidade clínica, e uma forma correta e meticulosa de trabalhar devido à complexidade que opera dentro dessas estruturas de saúde, já que se trabalha com pacientes de prognóstico e altamente suscetíveis a graves conseqüências quando cometidos erros. (156)

Os erros nas indicações médicas, especialmente no tratamento, foram definidos como a prescrição evitável ou a utilização incorrecta de um medicamento que causou danos. Geralmente, o enfermeiro da UCI pode cometer erros durante a administração de medicamentos, bem como erros no cálculo e na preparação das doses. Os antibióticos mais frequentemente envolvidos são ***a amicacina, a vancomicina, o metronidazol*** e ***a ciprofloxacina***.

Como erros relacionados com medicamentos cardiovasculares são indicados: *digoxina, epinefrina* e também electrólitos como o *potássio* e *o magnésio*. Entre os factores frequentemente envolvidos identificam-se *distracções* dos enfermeiros, deficiência na comunicação enfermeiro versus médico. Vale a pena notar que também constituem erros, a falta de estabilidade e biodisponibilidade de vários medicamentos, que podem causar overdose de drogas, muitas vezes, *os opiáceos* podem causar depressão respiratória grave em pacientes com respiração espontânea e não afetar significativamente um paciente sob ventilação mecânica. (157)

AS URGÊNCIAS NEUROLÓGICAS

"*O homem precipita-se no erro mais depressa do que os rios correm para o mar.*" Voltaire.

Uma parte significativa dos doentes apresenta-se no serviço de urgência com sintomas neurológicos e, neste contexto, os sintomas mais comuns são *a cefaleia, a lombalgia, a sonolência* e *as convulsões.* De seguida destacamos que em relação às cefaleias, estas constituem cerca de 2% das visitas aos serviços de urgência. Mostraram as falhas diagnósticas da hemorragia subaracnóidea de 12 a 25%, que provavelmente estão relacionadas com a variedade de apresentações clínicas, não seguir um "algoritmo de trabalho" não compreender a limitação das escalas e testes diagnósticos neurológicos e também; porque nem todos os pacientes com hemorragia subaracnóidea têm um quadro agudo com cefaleia, e em algumas pessoas a cefaleia melhora com analgésicos. (158)

Entre outros motivos de consulta neurológica que podem levar a erros descritos:

Dor nas costas. Entre as etiologias mais comuns estão a *compressão do rabo-de-cavalo, hérnia de disco, tumores, abcessos* e *hematomas.* Para um diagnóstico correto, para além de uma boa história clínica e de um exame físico minucioso, é necessário recorrer à Ressonância Magnética Nuclear (RMN). A *síndrome da cauda equina* pode ser mal diagnosticada quando há uma história clínica incompleta, exame físico, erros de comunicação entre médicos ou entre médicos e pessoal de enfermagem. (159)

A sonolência é outro motivo para consultar a urgência neurológica; quando um indivíduo apresenta sonolência generalizada, pode ter alguns problemas tóxico-metabólicos que vão desde *anomalias electrolíticas, desidratação, efeitos secundários de medicamentos* ou *infecções sistémicas.* As causas menos comuns incluem a sonolência generalizada, *a síndrome de Guillain Barre,* uma doença autoimune de etiologia desconhecida e que ocorre geralmente em adultos entre os 30 e os 50 anos; *a mielite transversa*, condição neurológica devida a um processo inflamatório da substância branca da medula espinal, que pode causar desmielinização axonal; é também mencionada *a miastenia gravis*, uma doença caracterizada por uma fraqueza muscular patológica ou fadiga causada por uma doença autoimune; *paralisia periódica* (doença hereditária rara que causa episódios de fraqueza muscular progressiva cujos dois tipos mais comuns são a hipercalcémica e a hipocalcémica); e *envenenamento por botulismo* ou neurotoxina bacteriana produzida pelo *Clostridium botulinum* (a via mais comum de envenenamento é a alimentar). (160)

Tonturas. Tal como a cefaleia, a tontura é outra condição que pode ter uma conotação benigna ou muito grave, o que pode dificultar a sua distinção; um elemento que afecta o erro de interpretação é a utilização pelo doente de palavras inadequadas para descrever os seus próprios sintomas. No caso de uma doença, o doente utiliza geralmente a palavra "vertigem" ou "sensação giratória", que não são úteis para identificar o quadro. Há uma linha ténue entre o erro, como uma *neurite vestibular* e *a labirintite*, e um *acidente vascular cerebral cerebelar* ou do tronco cerebral. Do mesmo modo, um exame físico deficiente ou inadequado, bem como uma história clínica incorrecta, conduzem a um diagnóstico errado. (161)

A tabela seguinte ilustra várias doenças que apontam erros de diagnóstico para algumas emergências neurológicas comuns:

	Headache	*Dizziness*	*Low back pain*	*Drowsiness*	*Seizures*
Medical history	Patients use the word "migraine" or "sinusitis" that can confuse the doctor much more when they have a previous history of these diagnoses.	The use of the word "vertigo" or "revolving feeling" not very helpful in the diagnosis.	Patients use the word "sciatica" which can confuse the doctor and place "sciatica" in the diagnosis	Patients may complain of " awkwardness " or "heaviness in upper or lower members" instead of a more appropriate term	Patients often say "seizure" after a blackout. Some patients may have altered mental status or postictal Todd paralysis.
Physical exam	Patients with subarachnoid hemorrhages can look good and neurological examination may be normal	Patients with small lesions suggestive of cerebral stroke in posterior circulation can simulate a peripheral vestibular presentation	Patients with serious etiologies of pain in the lower back may not have neurological deficits.	Stroke patients may have a deficit depending on the occluded vessel. Myasthenia has intermittent symptoms wax and wane and Guillain-Barre may present with only sensory symptoms.	Patients may be lethargic but with an apparently normal neurological examination.
Diagnostic tests	For subarachnoid hemorrhage CT is good but has poor sensitivity for the diagnosis of thrombosis and cerebral venous sinus dissection.	Computed tomography can not possibly detect a brain stem infarction.	Not assessable by nuclear magnetic resonance (NMR) and should be performed exactly in the affected spinal segment.	In the early stages of stroke, Computed Axial Tomography (CAT) may give falsely normal.	The EEG is not available generally in the area of emergency. Do not perform lumbar puncture in patients who may have neurocysticercosis.
Preconceived information that may lead to misdiagnosis	"Calming headache with analgesics or ergotamine is not due to a serious cause"	"The stroke of posterior circulation has noticeable symptoms or a devastating event."	"All patients with spinal epidural abscess have risk factors, fever or neurological deficit."	*"Young people do not suffer stroke or stroke frequently."*	"Seizures or similar movements are sometimes interpreted as stroke. Convulsive movements are common in the syncope. "

Source: with personal changes (91)

SEGURANÇA, FALHAS E ANESTESIA. LATENTE CONDIÇÕES

"Aquilo a que chamam verdade é apenas a eliminação de erros." Georges

Clemenceau.

O manuseamento seguro de fármacos anestésicos melhorou devido ao advento de fármacos mais fiáveis e seguros, bem como à existência de equipamento de boa qualidade; mas o uso de polifarmácia, as condições de trabalho complexas que envolvem múltiplos padrões de formação médica e paramédica nesta área podem estar expostos a um erro de medicação algures ao longo do procedimento anestésico. A maioria destes erros pode conduzir a uma elevada mortalidade e morbilidade, prolongando o internamento hospitalar, o elevado custo do tratamento e os litígios. (162)

A Sociedade Japonesa de Anestesiologia (SJA), investigou 27 454 procedimentos anestésicos num período de oito anos (1999-2007) e encontrou um total de 233 erros médicos em que estavam presentes a sobredosagem, a substituição de medicamentos e a omissão de medicamentos anestésicos.(163)

Erros na administração da medicação anestésica

Os erros de medicação anestésica são divididos em dois grupos de acordo com o sistema de falhas de trabalho de condições activas e latentes. Considera-se *"falha ativa"* os actos inseguros cometidos pelos anestesiologistas que estão em contacto direto com o doente devido a erros de prescrição, julgamento, inferência e interpretação; enquanto que *"condições latentes"* significam que os indivíduos, dentro do sistema de saúde, tomam decisões com consequências não bem ponderadas no futuro, por exemplo: não antecipam os efeitos secundários ou as sequelas que os doentes sofrem. Em alternativa, os erros dividem-se em *erros de omissão e erros de comissão.* (164)

Na anestesia, os acidentes mais críticos ocorrem durante a *indução* (42%) e o *início do procedimento* (17%). Também ocorrem erros *durante a administração de medicamentos* (53%), seguidos da *prescrição* (17%) e *da transcrição da preparação* (11%).

Acredita-se que *o erro humano é um fator responsável por 65 a 87% das mortes durante a anestesia,* os fármacos frequentemente relacionados com o erro médico na prática da anestesia são os agentes indutores como o ***pentotal sódico, a cetamina, os relaxantes musculares, os narcóticos, os sedativos geralmente anticolinérgicos,*** os anestésicos locais (devido a *identificação errada; erro de rotulagem, troca de seringa errada com outros fármacos ou medicamentos*). (165)

Os anestesistas são um dos poucos grupos de médicos que são ***pessoalmente responsáveis pela administração de um medicamento***. Durante a anestesia, a maioria dos erros é total ou parcialmente atribuída a erro humano e parte inerente da atividade psicológica humana, pelo que *a sua ocorrência só pode ser reduzida, mas não eliminada.*

PREVENIR ERROS MÉDICOS EM CIRURGIA

Durante décadas, o pessoal médico das equipas cirúrgicas, recorreu à contagem manual de esponjas, agulhas, tesouras, afastadores para a abertura de locais anatómicos e outros aparelhos utilizados durante as operações, antes do final da intervenção cirúrgica, por vezes mais de uma centena, recorrendo a computadores que são registados, por esta razão, a Universidade de Michigan concebeu esponjas com códigos de barras, que são digitalizadas *duas vezes, a primeira quando utilizadas durante a intervenção e a segunda quando retiradas do corpo.* Se houver discrepância na contagem, o cirurgião sabe que tem de procurar na zona da gaze cirúrgica ou do instrumento em falta. Segundo os especialistas, ***as gazes*** *são os objectos que mais frequentemente são esquecidos no corpo após a cirurgia. O equipamento de raios X utilizado para encontrar objectos perdidos enquanto o doente ainda está na sala de operações, os raios X podem identificar objectos metálicos e moles.* Além disso, estas novas esponjas com código de barras contêm uma etiqueta que é opaca à radiação, permitindo ser detectada durante uma radiografia. O Centro Cardiovascular da Universidade de Michigan e o Hospital Pediátrico C.S. Mott, no âmbito da iniciativa para prevenir o esquecimento de objectos cirúrgicos guardados no corpo humano, de tal forma que não se registou nenhum incidente deste tipo no ano passado; e os investigadores esperam estendê-la a outros hospitais. (166)

OS ERROS MÉDICOS EM MEDICINA TRANSFUSIONAL

Nas últimas décadas, os serviços de saúde dos países desenvolvidos dedicaram muitos recursos para melhorar a biossegurança do sangue para transfusão, a *"cadeia de transfusão"* que vai do dador ao recetor através da transfusão Banco de sangue é seguro e regulamentado, de modo que a infeção transmitida através de um sangue como concentrado globular, sangue total, plasma fresco congelado, crioprecipitado, concentrado de plaquetas. (167)

SISTEMAS DE HEMOVIGILÂNCIA

Dentro dos sistemas de hemovigilância destaca-se o SHOT (*Serious Hazards of Transfusion*), que é um sistema de controlo de transfusões que recorre ao Reino Unido solicitando a comunicação ou notificação de situações transfusionais adversas graves, incluindo os casos de "*transfusão de um componente sanguíneo incorreto*" (TCSI), em que é realizada a transfusão de um componente sanguíneo que não satisfaz as necessidades específicas ou que deveria ser administrado a outro doente. (168)

Desde 2000, também se registaram *"incidentes-limite"* em que *foi detectado um erro antes da transfusão de sangue, obtendo-se* assim indicadores importantes de situações que poderiam originar um resultado adverso.

Existem elos fracos na cadeia de transfusão, uma vez que *as decisões* são muitas vezes a justificação para uma transfusão erros na aplicação e prescrição. Estes erros devem-se a uma interpretação incorrecta ou mal documentada dos resultados dos exames laboratoriais. A decisão de prescrever uma transfusão deve basear-se na existência de sinais e sintomas clínicos apoiados por resultados laboratoriais. Se os resultados dos exames laboratoriais não corresponderem ao quadro clínico do doente, devemos ter muito cuidado, pois se estiverem errados, podem ter a sua origem em amostras analíticas inadequadas ou em erros. (169)

Da mesma forma, *os relatórios fornecidos por telefone podem ser susceptíveis de erro e podem referir-se a um doente diferente*. Os acontecimentos adversos podem também ter origem no facto de o médico não ter fornecido informações essenciais ao laboratório no que diz respeito à história transfusional do doente ou a necessidades especiais (deteção prévia de aloanticorpos ou indicação para irradiar componentes sanguíneos). (170)

Os erros na colheita de amostras podem ser provocados pela rotulagem de tubos de ensaio com amostras longe da cama do doente e a identidade do doente não é verificada, as amostras para investigações de diagnóstico provocam, por vezes, transfusões inadequadas que podem ter consequências graves. Para reduzir o risco de erros na colheita de amostras, o pessoal encarregado da colheita de sangue deve ser corretamente formado e, se possível, avaliado. (171)

Os erros laboratoriais no Banco de Sangue ocorrem geralmente devido a técnicas manuais, as determinações urgentes de grupos sanguíneos são elas próprias inseguras e estão associadas a erros de interpretação e documentação. A menos que o Serviço de Banco de Sangue conte com pessoal completo 24 horas por dia, os pedidos de transfusão durante a noite *devem ser limitados apenas aos doentes clinicamente justificados.*

Existem basicamente dois tipos de situações que podem surgir durante a indicação de um componente sanguíneo, e são elas:

a) ***Falha na gestão de componentes***

Trata-se de um episódio em que é transfundido a um doente um componente sanguíneo que não cumpre os requisitos adequados ou que se destinava a outro doente.

b) ***Incidentes nulos ou "quase-acidentes"***

Qualquer erro, que não tenha sido detectado a tempo de um incidente no processo de transfusão, mas que quando detectado antes da transfusão, é evitado.

Erros médicos graves em medicina transfusional

Gravidade 0: Sem manifestações clínicas

Gravidade 1: Sinais imediatos sem risco vital e resolução completa do quadro.

Gravidade 2: Sinais imediatos com risco vital

Gravidade 3: Morbilidade a longo prazo

Gravidade 4: Morte do doente

Não há dados: Não há dados registados sobre a gravidade ou não foi possível recolhê-los.

REACÇÕES IMUNOLÓGICAS PÓS-TRANSFUSIONAIS

Reaction	IMMUNE	NON IMMUNOLOGIC
Immediate	• *Immediate Hemolysis* • *Anaphylaxis* • *Hives* • *Febrile reaction* *Acute lung injury*	*Bacterial Contamination* • *Hemolysis not immune* • *Overload citrate* • *Volume overload* • *Overload potassium*
Delayed	• *Delayed hemolysis* • *Post-transfusion purpura* • *Graft versus host reaction* • *Immunomodulation*	• *Transmission of infections* • *Hemosiderosis*

Extraído de: (101)

CAUSAS DE ERRO TRANSFUSIONAL

1) Não realização do consentimento informado

2) Autorização de sangue de um doente de um grupo ABO ou RH diferente

3) Autorização de sangue que não está devidamente registado

4) Falta de reconhecimento dos efeitos adversos da transfusão de sangue

5) Más técnicas de aquecimento de produtos sanguíneos (utilização de fornos de micro-ondas ou calor direto superior a 41°C).

6) Não transfundido nas primeiras 4 horas (a poluição ocorre por crescimento bacteriano)

7) Utilização de sangue sem que o doente preencha os critérios

8) Manuseamento incorreto de fluidos e produtos sanguíneos a doentes susceptíveis (casos de doentes com insuficiência cardíaca)

9) Não há monitorização do doente durante a transfusão.

10) Aprovação e aplicação de produtos sanguíneos com prazo de validade (expirado).

11) Não ter em conta as condições subjacentes do doente.

VIH-1, VIH-2, VHC, VHB, VHA, parvovírus B19, CMV, HTLV-I, HTLV-II, V. *Epstein Barr,* V. 13) Dentro dos acidentes de transmissão de doenças virais são relevantes a Hepatite E, Hepatite Delta; infecções bacterianas *Yersinia, Treponema pallidum* (sífilis), *Plasmodium malariae*, *Trypanosoma cruzi*, entre outras. (101)

DECLARAÇÃO DE CRÉDITOS CONTRA O PESSOAL MÉDICO

Entre as causas mais frequentes de queixas médicas contam-se os atrasos nos cuidados prestados aos doentes e os erros de diagnóstico, as consequências fatais da realização de procedimentos diagnósticos e terapêuticos, a aplicação de comportamentos errados ou os tratamentos incompletos mencionados (ressecção parcial de um tumor). Nos Estados Unidos da América (EUA), é quase um hábito processar por negligência médica por várias razões, como os honorários elevados cobrados pelos médicos, a perda da relação médico-doente, a existência de seguros de negligência e a atitude dos advogados. (172)

JULGAMENTO E ALEGAÇÕES MÉDICO-LEGAIS

"Fiat iustitia et ruat caelum". Aforismo latino

Atualmente, o doente sabe que pode processar o médico se não estiver satisfeito com o resultado, os doentes exigem cuidados mais humanos, enquanto os especialistas se queixam da falta de tempo e de recursos. A *"indústria dos processos*[1] " no domínio da saúde, longe de diminuir, avança a um ritmo vertiginoso que só serve para sufocar o sistema de saúde moral e económico de um país. Em Espanha, segundo o Provedor do Doente, são registadas 50.000 queixas anuais de má prática, mais 60% do que há 10 anos.

Há alturas em que o médico é frequentemente confrontado com o dilema do que fazer para o bem do doente, e quais as acções prováveis mais favoráveis e menos prejudiciais para o mesmo, obedecendo aos princípios do respeito pelo doente, da integridade humana, da preservação da saúde e, naturalmente, da lei. No entanto, os profissionais de saúde estão sujeitos a situações desagradáveis representadas por processos civis, administrativos ou criminais por erro ou negligência. Por isso e muito mais, mancha-se de facto a prática médica legal e, em muitos casos, erros injustificados que são ignorados; e que ameaçam a integridade e a vida do doente, o que consequentemente causa danos. (173)

No exercício da prática médica devem ser assumidas responsabilidades na construção de valores éticos e de compromisso profissional e institucional.

Nos países desenvolvidos, apesar da grande tecnologia de que dispõem os médicos, estes são muitas vezes obrigados a seguir o doente para iniciar estudos complementares desnecessários e injustificados, temendo enfrentar uma eventual ação judicial. Por vezes, os médicos podem cair na paranoia e até chegar a ver os doentes e os seus representantes como inimigos, dada a existência de um potencial conflito, o que deteriora ainda mais a relação médico-doente. (174)

NARCISISMO MÉDICO. O EGO PERIGOSO DO MÉDICO

O transtorno de personalidade narcisista é definido pelo manual de psiquiatria DSM-IV como um imenso senso de auto-importância, que requer admiração excessiva e falta de empatia, analisando isso talvez a medicina seria o "emprego ideal" para a satisfação do narcisista. O narcisista sofre de baixa *autoestima,* mas gosta de chamar a atenção para contrariar o seu sentimento de inferioridade, a sua prevalência é maior nos homens do que nas mulheres, que incluem sentimentos de ***grandiosidade, superioridade, egoísmo*** e que só pensam em si próprios. A forma extrema de narcisismo é denominada *"**narcisismo perverso**"*, que consiste na satisfação de desejos e necessidades à custa do outro. (175)

Há médicos que assumem riscos, mais para demonstrar a sua competência do que por uma necessidade real do doente, podendo ser pressionados pela saturação comercial, empresarial e laboral. O narcisismo do médico é caracterizado pelo foco mais na doença do que no paciente. Estabelece-se uma relação médico-doente em que o primeiro controla tudo de forma a evitar a ansiedade e o desconforto como mecanismo de auto-proteção. As caraterísticas mais típicas do narcisismo médico são os sentimentos de *superioridade, autoridade, perfeição, autoadmiração e arrogância.* (176)

A fronteira entre o narcisismo *"saudável"* e o *"patológico"* seria uma autoestima saudável, enquanto o narcisismo patológico seria uma atitude arrogante de *"esperteza"* e de controlo total, o médico nunca hesita ou mostra os seus erros e medos e age sempre como se tudo estivesse bem. (177)

Dentro da dinâmica psicológica do narcisismo, o "eu" é idealizado, mesmo pelos pacientes que vêem o médico como um poderoso curador. Enquanto o doente é frequentemente reduzido a um número de "camas" ou a um "historial", praticamente desaparece como pessoa.

A relação médico-paciente nestes casos torna-se assimétrica, o narcisismo interfere na relação médico-paciente, o médico é o todo-poderoso e o paciente é fraco. A palavra *"doente"* vem do latim *"in firmus"* que significa "*ser fraco*", e quando os indivíduos perdem o norte em relação ao outro e se pensa que o mais importante é o que corresponde ao "eu" é impossível estabelecer um vínculo adequado; pois o "outro" (neste caso o paciente) é a base da existência moral. Se o outro não for considerado como uma pessoa, como um indivíduo e como um humano, a nossa moral desaparece; entretanto, a medicina científica tende a tratar o ser humano como um objeto necessariamente mensurável, transformando-o num objeto, a medicina desumaniza-se. (178)

É preciso procurar mudanças no sistema de saúde e propostas no sector académico para evitar o narcisismo. Está demonstrado que é precisamente a falta de comunicação entre o médico e o doente ou a família, a razão de mais de 95% das candidaturas no domínio da medicina. (179)

Além disso, o fácil acesso à informação de que hoje dispõem os doentes e os utentes do sistema de saúde, quer através da Internet, quer através da imprensa, não ajuda a equilibrar a relação médico-doente. Se é verdade que os doentes podem fornecer informações, isso pode ser perigoso a longo prazo, porque podem mesmo vir a acreditar, pelo seu próprio narcisismo, que são capazes de substituir o médico.

EFEITO LÚCIFER. OS BONS E OS MAUS MÉDICOS

Dentro da mente e da ação dos seres humanos, temos o *"livre arbítrio",* que nos dá o poder de decidir entre fazer o bem ou o mal. Tem sido investigado como a colocação das pessoas no local pode afetar negativamente o seu comportamento, pois o ambiente pode acabar por alterar a forma como nos comportamos. O indivíduo é portador de qualidades culturais, psicológicas e intelectuais próprias e individuais que o caracterizam e o diferenciam dos outros. Imerso numa estrutura social complexa, cheia de exigências sociais e económicas, bem como de tentações e dificuldades, o seu comportamento deve muitas vezes "encaixar-se" em certas convenções. (180)

Neste sentido, a obra do Professor Philip Zimbardo, que foi escrita em 2008, intitulada cuja tese fundamental *"O Efeito Lúcifer"* é a teoria de "como as pessoas boas se podem transformar em pessoas más", delineou O Professor Zimbardo tentou descobrir a origem do mal, com base na sua longa experiência pessoal e profissional como psicólogo social, tomando para isso a experiência da Prisão de Stanford, através da observação comportamental de prisioneiros e carcereiros. Nesta experiência, analisou vários factores desencadeantes do mal, como a *"obediência cega à autoridade"* (abusos de professores, pais e todos aqueles que exercem o poder), determinou que este pode aplacar ou desmoralizar alguém com palavras e identificou-se como anónimo, ele desempenha um papel crucial na conduta nociva e na proteção da identidade do indivíduo sádico actuando como uma máscara, e este; sente-se livre, poderoso e protegido para agir e continuar o seu trabalho. A *"semente do mal"* tem lugar nos nossos cérebros quando *desumanizamos*, atacamos ou não evitamos que um ato hediondo, um crime punível seja cometido ou algo do género e parece que está anatomicamente localizado na zona límbica do cérebro. Algumas pessoas não testam bem com quem se associam, e quando as pessoas cometem actos repreensíveis independentemente das suas consequências futuras pensando apenas no perigo presente de repetir essas acções correm.

O texto de Zimbardo, escrito por um dos pontos apresentados, é conclusivo modifica ou retira a conduta censurável de um grupo de pessoas ou exige factores como a *força, a determinação, a virtude* e *a vulnerabilidade* que contribuem para uma determinada situação assinala também a perda do sentido de individualidade que os sujeitos sofrem quando estão imersos em determinados grupos sociais que os estigmatizam, O aliciamento resulta numa mudança de comportamento, pode ocorrer uma obediência cega e irracional à autoridade, passividade perante a ameaça superior ou alheia, presunção pela qual o indivíduo está convencido de que tem razão, mas o que está a fazer é considerado um desatino aos olhos da própria humanidade. Racionalização, mecanismo de defesa que consiste em justificar as acções (geralmente as próprias) para evitar a censura, tentando dar uma *"explicação lógica"* aos sentimentos, pensamentos ou comportamentos que, de outra forma, provocariam ataques de ansiedade, inferioridade ou culpa. Perante um ambiente autoritário despótico, cruel, insalubre, a melhor pessoa do mundo, pode tornar-se um assassino. O descrito acima pode acontecer ao médico ou à equipa de saúde quando um erro, iatrogenia ou má prática é cometido e tem como justificação a fuga à responsabilidade, daí a semelhança com a tese desenvolvida em "O Efeito Lúcifer". (181)

Dada a perturbadora transformação do comportamento das pessoas consideradas "boas" em *"más"*, o Professor Zimbardo sugere um possível antídoto para ***o heroísmo***.

Vale ressaltar, que a medicina é uma disciplina que necessariamente utiliza a interação humana, hoje é a crítica e até mesmo tem sido desacreditada pela sua tendência ao mercantilismo e à desumanização. Perante estas fortes críticas, tenta resgatar a sua boa imagem com base nos pilares fundamentais de um *"heroísmo médico"*, de forma a colocar um limite aos ataques impiedosos e, muitas vezes, injustos. Essa campanha pelo exercício virtuoso e ideal da prática médica deve colaborar para a diminuição significativa da má medicina. (182)

O perfil deste homem, médico virtuoso e heroico, deve incluir a capacidade de autoanálise, preocupação em adquirir um elevado nível de formação profissional, grande responsabilidade, abnegação e sentido do dever, capacidade de superar o seu próprio ego em benefício da saúde do doente, reconhecer humildemente as limitações do seu campo de ação, promover e exigir das autoridades a realização regular e sistemática de painéis de discussão de casos de erros, iatrogenia, dispraxia e negligência médica, procurando corrigir falhas e otimizar o ato médico evitando ser punitivo ou calunioso e promovendo a educação visando a atualização dos tratamentos e a observação constante e lembrete das considerações éticas e das leis que regem a conduta e o trabalho diário do profissional médico.

POLÍTICA DE OMERTA NOS CENTROS DE SAÚDE:

"Quando o silêncio é imposto como um dever"

A "omerta" ou *"lei do silêncio"* é um termo italiano de origem incerta, datado de 1800, cuja origem está relacionada com a palavra latina *humilitas* (humildade), que seria modificada dialetalmente por *"umirta". Omerta é um código de honra da antiga máfia siciliana* que impede dar informações sobre as actividades da organização ou do pessoal da mesma a terceiros. *A violação deste princípio é punida com a morte,* incluindo represálias menos pesadas como a extorsão, a chantagem, as ameaças à família e os danos à reputação e à carreira; o provérbio espanhol diz: *"A roupa suja lava-se em casa".* (183)

Os pactos de silêncio, sejam eles explícitos ou tácitos, existem em muitas organizações e o sector da saúde não é exceção, servindo muitas vezes para encobrir crimes e criminosos. Os sujeitos aos *"pactos de silêncio"* muitas vezes não vêem, ouvem ou dizem nada, ***a omerta** é essencial para as empresas com actividades ilegais ou pouco éticas;* de modo que a manutenção do sigilo dos processos impede que a opinião pública, a justiça civil ou penal interfiram.(184)

DISCUSSÃO DE ERROS MÉDICOS E ACONTECIMENTOS ADVERSOS

"O erro é uma arma que acaba sempre por ser disparada contra quem a emprega". Concepción Arenal.

Na medicina, a incorporação do reconhecimento dos erros médicos tem sido lenta, uma vez que abrange tanto os profissionais de saúde como os sistemas público e privado. Nalguns países, como os EUA, as conferências têm impacto na morbilidade e na mortalidade causadas por erros médicos. (185)

Consequentemente, discutir os erros é um objetivo para aprender com eles e preveni-los. Comentar abertamente a ocorrência de erros pode ser mais alerta e proporcionar uma melhor qualidade dos cuidados de saúde, bem como proporcionar a satisfação dos doentes. Do mesmo modo, *a existência de falhas no sistema de saúde deve ser melhorada ou corrigida.* (186)

OS MÉDICOS DEVEM DISCUTIR O ERRO COM O DOENTE?

São muitos os factores que podem inibir o profissional médico de denunciar um erro médico, desde o medo, o receio *de prejudicar a sua reputação* e muitas outras situações que podem ser desconfortáveis. No entanto, revelar um erro e tomar as medidas adequadas pode impedir que se continue a cometê-lo e, inversamente, ao esconder o facto, deteriora-se a confiança entre o médico e o doente e agrava-se a sua comissão. (187)

Em seguida, aponte algumas atitudes dos médicos e dos pacientes de acordo com Gallagher, Garbutt e Waterman, que identificaram três áreas 1) Quais são as atitudes dos pacientes em relação à prática de erros pelos médicos? 2) Os médicos devem discutir com os doentes ou revelar que cometeram um erro? 3) Quais são as necessidades emocionais dos doentes e dos médicos quando ocorre um erro médico e quais devem ser as soluções a encontrar? (188)

Comparação das diferentes atitudes de médicos e pacientes em relação a um erro médico

Issues or focus group discussion	*Attitudes of patients*	*Attitudes of physicians*
Definition error	Not discuss preventable adverse events, deviations in health care, poor quality of service and poor interpersonal relationship of doctors. Open attitude.	Closed attitude is accepted only discuss deviations from the standard of care.
What mistakes should be disclosed to the patient?	Reveal all errors that cause damage.	Reveal errors that cause harm, unless it is a trivial or irrelevant damage that may create more problems than benefits
Speaking in relation to forgetfulness	Mixed positions.	Should not be discussed on medical forgetfulness
What information should be disclosed with respect to medical error?	It must reveal all	Should carefully chosen words to use
How disclose medical error	Tell the truth and show compassion	Tell the truth, be objective and professional
Apologize	It is recommended to apologize	Believe that apologizing can make a legal sanction attributable
Emotional impact of the error	Shock, anger, frustration and emotional imbalance	Frustration. I desire to understand the damage and its impact

Fonte: Modificado do nosso (113)

Os doentes concordam, de um modo geral, que gostariam de conhecer os erros que causam danos, querem saber como e porquê aconteceram, as implicações para a sua saúde, como pode ser corrigido o problema e a sua prevenção no futuro. Embora os doentes queiram encontrar rapidamente os erros médicos, aceitam que, por vezes, a obtenção de informações sobre a causa do erro e a sua prevenção pode demorar algum tempo.

Do ponto de vista psicológico, os doentes descrevem um vasto leque de reacções emocionais após um erro médico, tais como tristeza, ansiedade, depressão, trauma, raiva, aborrecimento, prolongamento da estadia no hospital e frustração pelo facto de o erro poder ter sido evitado. No entanto, os médicos também experimentam emoções fortes após um erro médico, sentem-se responsáveis por terem causado danos ao doente, e desenvolvem sentimentos de culpa que afectam a sua vida emocional, profissional e privada, apresentam medo de um possível processo judicial e ansiedade pelo que tudo isto possa afetar a sua honra e reputação. (189)

Os erros médicos são, infelizmente, inevitáveis na prática médica e os doentes querem saber os pormenores, as causas, as consequências e a sua prevenção no futuro. Há um período muito stressante que vai desde o momento em que o erro é cometido até ao momento em que tem de falar dele a um doente e que pode dar origem a qualquer litígio. (190)

O QUE NÃO DIZER OU FAZER PERANTE UM ERRO MÉDICO

"Não há fronteiras para o passaporte médico é universal, e nenhuma expiração tem apenas uma nacionalidade, humanidade "Juan Francisco Jimenez Borreguero

Existem situações nas acções judiciais por negligência médica que podem precipitar e dentro do leque de comportamentos que são considerados muito prejudiciais, são os que prematuramente aconteceram, não admitem a culpa ou pedem desculpa, não especulam nem justificam. *Não devem oferecer conjecturas; enquanto não souberem toda a verdade.*

Devemos lembrar que nestas situações é importante usar *uma linguagem corporal* calma e *adequada,* o médico deve encontrar *um local calmo, longe de ruídos e distracções, desligar o telefone* quando precisar de transmitir notícias de grande importância, deve também deixar a família sentada, explicar o que se passou nos seus olhos, *falando devagar* e com honestidade, *deve evitar usar a palavra "está bem*[1] *'*. Por vezes, demonstrar empatia é mais conveniente para usar a linguagem, pegar na mão de alguém que está a chorar, dar um abraço ou simplesmente ouvir pode ajudar.

Os enfermeiros são o pessoal que é literalmente forçado a interagir com a família agressiva durante o dia, pelo que o pessoal também deve ser formado para manter a empatia. Numa situação inesperada, a resposta adequada da equipa de enfermagem deve ser: *"Sei que está perturbada, Sra. Smith, mais uma vez, lamento que isto tenha acontecido, o que nos diz que procuremos rever os registos médicos e de enfermagem. Atualmente, há alguma coisa que eu possa fazer por si ou pela sua família. "?* (191)

O PROCESSO CONTRA O ERRO MÉDICO LEGAL

Atualmente, devido a múltiplos factores, o paciente adquiriu o conhecimento de que, perante um resultado insatisfatório, pode processar o médico, provavelmente para processar os pacientes estão a exigir cuidados mais humanos. A chamada "*indústria dos processos*" no domínio da saúde, longe de diminuir, avança a um ritmo acelerado, o que, em última análise, só serve para asfixiar a economia e a moral do sistema de saúde de um país. Nos últimos anos, em Espanha, contam-se mais de 50.000 queixas por ano por negligência médica, segundo dados obtidos nos registos do Provedor do Doente, 60% mais do que há 10 anos. Nos países desenvolvidos, apesar da grande tecnologia que os médicos dizem ter, são muitas vezes obrigados a fazer um acompanhamento desnecessário dos doentes e a iniciar estudos adicionais injustificados e necessários por receio de enfrentar uma alegada ação judicial. Por vezes, os médicos podem cair na paranoia e até chegar a ver os doentes como *inimigos*, dada a existência de um *potencial conflito*, o que, consequentemente, pode *deteriorar* ainda mais *a relação médico-doente*. Uma das consequências médicas mais graves de cometer negligência médica são os processos judiciais. Na Venezuela, os danos pessoais constam do Código Penal "crimes contra as pessoas", dentro do qual os capítulos I e II dizem respeito aos "Danos Pessoais". Os artigos 411.º a 422.º especificam do que se trata, e apontam penas quando são violados.(192)

A ordem jurídica que estabelece a proteção penal das pessoas, é a necessidade de proteger a vida. O direito à vida é um direito humano universal, reconhecido por todos e ninguém pode fazer uso arbitrário dele, ou feri-lo; o direito à vida é também considerado na Constituição da República Bolivariana da Venezuela de 1999 como um direito inviolável. Devemos lembrar que entre os direitos e deveres gerais dos médicos está o respeito pela vida, dignidade e integridade da pessoa humana como objetivo primordial. Assim, ao cometer um erro, *não há intenção de matar* ou causar dano ao paciente, portanto, a grande maioria desses erros se enquadra em crimes intencionais.

Vamos discutir brevemente alguns desses artigos do Código Penal venezuelano para entender melhor o seu alcance:

Artigo 411. "*Aquele que, por ter actuado com imprudência ou negligência, ou com inexperiência na sua profissão, arte ou indústria, ou por violação de regulamentos, ordens ou instruções, causar a morte de qualquer pessoa, é punido com pena de prisão de seis meses a cinco anos. Na aplicação desta pena os tribunais apreciam o grau de culpabilidade do agente.* "Fechar citação.

Observamos que, neste tipo de homicídio, não há intenção de matar, nem sequer de ferir o sujeito passivo; no entanto, o agente, neste caso o médico, deveria ter previsto o resultado danoso em consequência da sua ação ou omissão ilícita. Assim, a imprudência, que se refere à falta de prudência, de cautela ou de precaução, é um dos elementos caraterísticos dos crimes dolosos ou de dano por negligência; ocorre por ação ou por omissão; embora a omissão pareça enquadrar-se mais na negligência. Consequentemente, quem comete um crime por negligência incorre em responsabilidade criminal e na obrigação de reparar o dano. A mesma obrigação de indemnizar que o direito civil estabelece para quem causa um dano por negligência, sem incorrer em sanções penais, insere-se na categoria dos delitos. (193)

Negligência: Negligência ou culpa *in omitendo,* faz parte das condições para que os crimes de natureza culposa ocorram, é uma abstenção, um "fazer"; ***uma omissão*** quando se estava legalmente obrigado a praticar o comportamento contrário. É uma omissão, mais ou menos voluntária, mas consciente da diligência correspondente aos actos jurídicos relativos aos vínculos pessoais e à guarda ou gestão de bens. (194)

O último parágrafo da norma, prevê o agravamento da pena quando o facto for a morte de várias pessoas acompanhada de lesões a outra ou outras, desde que estas sejam de natureza grave (doença mental ou física, certamente ou provavelmente incurável, perda de algum sentido, de uma mão ou de um pé, da fala, da capacidade de gerar ou do uso de um órgão, ou de uma ferida que desfigure ou cometida contra uma mulher grávida com aborto em conformidade). (195)

Negligência vicariante: Este termo aplica-se quando determinadas tarefas profissionais exclusivas são transferidas para outro e o resultado não é satisfatório. Por exemplo: um médico, colega de confiança, deixa a área de internação, na certeza da pontualidade do outro; o que não se verifica. Conseqüentemente, um paciente é prejudicado pela ausência do profissional em um local de trabalho. Eticamente falando, ambos são considerados infratores da norma. O mesmo não se pode dizer quando um médico é substituído por outro colega a seu pedido e actua de forma negligente; seria injusto que o primeiro médico respondesse por negligência do outro, quando deveria tratar o doente com cuidado. No que respeita ao domínio da responsabilidade penal, esta é estritamente pessoal. (196)

Imperícia. A inexperiência é a falta de experiência, qualidade ou habilidade no exercício de uma profissão, ocupação ou arte. Para alguns autores, a inexperiência é uma falha profissional. Juntamente com a negligência e a imprudência constituem a tríade por que, ou seja, independentemente em cada uma das figuras forma-se o delito de natureza culposa.

Falha é a falta de observação, de execução e de cumprimento minucioso de uma ordem, de um dever, a falta de respeito e de submissão a um superior, a falta de proceder de acordo com regras pré-estabelecidas, aquelas instruções escritas que regem uma instituição, que organizam um serviço ou uma atividade; é a disposição metódica e de certa extensão sobre um assunto que, na ausência de lei ou de ditames do poder administrativo, contempla. De acordo com a autoridade que o promulga, está-se perante uma norma com determinada autoridade.

Crimes intencionais. O dolo, no sentido jurídico, corresponde à intenção de causar dano. Em termos de saúde corresponde à atuação do médico que, sabendo que viola uma lei, pratica o ato da mesma forma. Um exemplo clássico é a *realização de abortos num país onde é penalizado.*

Circunstâncias imprevisíveis. Define-se como o dano causado por uma intervenção, corretamente indicada, mas que é completamente imprevisível, sendo muitas vezes secundária aos processos metabólicos do próprio organismo. Um exemplo seria a *hipertermia maligna* após a administração de uma anestesia geral para uma cirurgia.

Na opinião do advogado venezuelano Dr. Alberto Arteaga S., *a opinião da profissão médica tem exagerado na proteção dos seus membros,* negando sistematicamente qualquer referência a alegados casos de erro médico, negligência ou imprudência no exercício da profissão; entretanto, os meios de comunicação social, fazendo eco de queixas e opiniões de vários sectores, têm promovido frequentemente campanhas generalizadas de descrédito contra a profissão médica ou grupos médicos, tendo mesmo contribuído para dificultar a investigação de crimes cometidos por verdadeiros profissionais da medicina. Isto ocorre no contexto de uma justiça penal venezuelana que é lenta, arcaica e limitada a determinados casos e pessoas; e de meios de comunicação social cujas opiniões no domínio penal se tornam muitas vezes juízes supremos, procuradores e defensores em "determinados casos", esquecendo o importante papel que poderiam cumprir para colaborar com a justiça e servir os controladores públicos da legalidade e os melhores interesses da comunidade. (196,197)

Na mesma linha, a responsabilidade civil vincula o médico a responder com o seu património e essa obrigação é de natureza económica e pode ser de reparação, restituição ou indemnização. Nalguns países, a discussão da responsabilidade civil tornou-se um problema grave que interfere com o livre jogo dos médicos. A proliferação de pedidos de indemnização, obrigou os profissionais médicos a recrutar prémios de seguro para proteger o seu próprio património, situação dispendiosa que, paradoxalmente, aumenta os custos dos serviços médicos para a população em geral, acabando estes prémios por ser transferidos para os utentes através do custo dos honorários médicos. (198)

Por conseguinte, a responsabilidade é a obrigação de uma pessoa reparar os danos causados por um ato seu ou de uma pessoa sob a sua responsabilidade.

O artigo 1185 do Código Civil venezuelano cita: *"Quem, intencionalmente ou por negligência ou imprudência, causar dano a outrem, fica obrigado a repará-lo"*. Isso significa que não existe responsabilidade por danos, e isso vale tanto para o campo contratual quanto para o contratual. O dano requer alguns requisitos o juiz tem de ter provas de que o lesado estaria em melhor situação se o agente não se tivesse apercebido do facto. O dano não pode ter sido reparado, pois não há ação sem interesse, deve afetar um direito adquirido e deve ser pessoal. Por seu turno, a culpa procurou definir-se como um ato ilícito imputável ao seu autor, incluindo dois elementos fundamentais; a ilicitude que se refere ao dano sem direito e a responsabilidade, pelo que se o ato for imputável ao seu autor, cairá no nexo de causalidade. A culpa é definida como um erro de conduta, de modo a que se possa ter a certeza de que sobre esse erro não teria incorrido uma pessoa prudente e diligente, perante as mesmas circunstâncias externas. (198)

INDEMNIZAÇÃO POR ERROS

As diversas situações indesejáveis que podem surgir no desenvolvimento da prática da medicina e que podem originar erros são indemnizáveis, sendo necessário que o médico se comporte de forma empática e efectue uma análise minuciosa dos erros cometidos, para que Demóstenes se aperceba que foi esse o caso, o doente necessitará de um pedido de desculpas e, provavelmente, também de cobrir necessidades financeiras. Demóstenes é devido ao doente e à família, como vai evitar que no futuro esse erro não volte a acontecer, pode ser elaborada uma carta de desculpas ou procurar formas de honrar a memória do doente. Da mesma forma, se houver uma ação judicial, uma das coisas que o doente ou os seus familiares devem exigir será a recuperação económica dos danos sofridos, bem como a inibição do exercício da atividade médica e os danos morais causados. (199)

COMO LIDAR COM A NEGLIGÊNCIA MÉDICA

Antes de intentar uma ação judicial, é necessário recolher provas, de forma a documentar o registo, e os dados que comprovem que houve de facto negligência médica cometida, recomendamos o aconselhamento de um advogado especializado nesta área, e por sua vez a colaboração de um médico especialista na peritagem do dano para confirmar que o doente foi vítima de negligência. O advogado orientará a indemnização e executará os procedimentos para dar efeito ao pedido, podendo ser responsabilizado pelos eventuais danos causados a nível penal, civil e administrativo. Em casos de morte ou lesão grave, é aconselhável recorrer aos tribunais criminais, pois estes podem alcançar rapidamente o que o sujeito pretende. Ao intentar a ação, é importante ter a certeza de qual é o facto médico diretamente responsável, pois é um erro denunciar toda uma equipa médica, no entanto; deve sempre exigir juntamente com o médico, como responsável solidário a clínica ou o hospital para que a sentença se torne efectiva caso o médico não responda. (200)

ACÇÕES JUDICIAIS POR NEGLIGÊNCIA

"O pior é não cometer um erro, mas tentar justificá-lo, em vez de o usar como leveza providencial ou como aviso da nossa ignorância." Santiago Ramon e Cajal.

As acções judiciais por negligência podem ser vistas como *"alertas"* que revelam muitos pontos negros ou deficiências no funcionamento quer das acções do médico, quer das instituições e são importantes para identificar falhas e disfunções e corrigi-las. Para determinar as causas dos erros é fundamental que os médicos e outros profissionais de saúde *os denunciem*, pois isso serve para melhorar e aprender com o erro, ou seja, tem de haver vontade e desejo de se empenhar na melhoria do sistema de saúde. Os profissionais de saúde devem implementar o hábito o que pressupõe uma mudança cultural bastante significativa, pois o que importa do ponto de vista da prevenção é saber porquê, como e onde ocorreu o erro... e quem não pode cometer... (201)

A segurança em matéria de vida é um princípio fundamental dos cuidados prestados aos doentes e a sua melhoria exige uma série de medidas que abrangem todas as disciplinas, tanto individuais como de equipa, de todas as pessoas que trabalham para o bem-estar de um indivíduo. A "*medicina defensiva*" não é mais do que a utilização de procedimentos diagnósticos e terapêuticos com o objetivo de evitar os pedidos de indemnização por negligência e será responsável pelo desperdício de recursos, pelo aumento dos custos da medicina, incluindo os seguros de responsabilidade civil, e, por sua vez, por uma maior desumanização da relação médico-doente. (202)

A *"ferocidade terapêutica"* também conhecida como *"obstinação médica"* são aquelas práticas médicas com pretensões diagnósticas ou terapêuticas, que não beneficiam realmente o paciente e causam sofrimento desnecessário, geralmente na ausência de informação adequada em alguns profissionais médicos, pois nenhum erro é tolerado por ele médico; porém devemos lembrar que nem todos os erros cometidos na medicina geram "imperícia". Existem ainda potenciais factores de risco para erros como quando concorrem falhas na infraestrutura onde se realiza o ato médico, entre os quais podemos citar métodos de limpeza insuficientes, falhas na seleção do pessoal, má ou inadequada esterilização do material utilizado, comportamento é exercido e muitos outros, que podem causar eventos adversos, passíveis de possíveis futuras acções judiciais. O dever de biossegurança por parte das instituições, funciona com acessório à obrigação principal de prestar cuidados de saúde e compreende a obrigação de vigiar e garantir a integridade física dos indivíduos.(203)

HISTORIAL MÉDICO. FERRAMENTA DE PREVENÇÃO

No contexto médico-legal e ético, o historial atinge a sua dimensão máxima no campo jurídico, porque é o documento que reflecte não só a prática médica mas também o cumprimento dos principais deveres do pessoal médico, tornando-se uma *"prova documental"* que avalia o nível de qualidade dos cuidados prestados em casos de reclamações de responsabilidade médica e das instituições. (204)

Consequentemente, a história é o documento médico-legal onde está assentada toda a relação do pessoal de saúde com o doente: actos, actividades médico-sanitárias e é desenvolvida de forma a facilitar a assistência ao doente; é um elemento básico para o bom exercício da saúde, pois sem ela é impossível que o médico tenha uma imagem completa do doente. Através desse documento, estudos e pesquisas sobre doenças podem ser feitos e publicações científicas realizadas. É um reflexo fiel da relação médico-doente, podendo tornar-se um documento público *ou* semi-público, sendo o direito de acesso limitado, podendo ser considerado um "certificado de custódia". Tem valor de prova em processos de responsabilidade profissional médica, pois torna-se a principal prova material que permite a esses processos verificar se cumpriu o dever de informar. É um instrumento fundamental de perícia, para a confeção de laudos médico-legais referentes à responsabilidade médico-profissional.(205)

O incumprimento ou a não realização de uma história médica, pode ostentar a negligência clínica, a violação das normas jurídicas, a gestão defeituosa dos serviços de saúde, o reforço da responsabilidade pelo risco de danos causados ao doente, à instituição e à administração; bem como o risco médico-legal por falta de elemento objetivo essencial da prova nas acções por negligência médica.

A história clínica deve ser secreta e íntima, deve conter a identificação do doente, bem como dos médicos e do pessoal médico que a elaboraram. Ela deve ser única para cada paciente, ordenada, legível, exacta, precisa, completa, contemporânea à avaliação do paciente, respeitosa *(sem pejorativos em relação aos dados do paciente).* Embora a história da propriedade tenha sido tema altamente debatido, pois confluem direitos e interesses legalmente protegidos, as doutrinas sobre sua propriedade são variadas: Propriedade do médico, propriedade do paciente, propriedade da instituição e teorias integradas. Devido aos actuais avanços tecnológicos, a informatização dos registos médicos põe em risco alguns direitos fundamentais do doente, como a privacidade e a confidencialidade. (206)

ESTRATÉGIAS DE PREVENÇÃO EM VÁRIAS ESPECIALIDADES

CIRURGIA

Todas as especialidades médicas são susceptíveis a erros, no entanto, uma das que é mais suscetível de incorrer nestes é a cirurgia, e isto porque durante a mesma são cometidos vários factores, incluindo também o doente e o cirurgião, outros membros da equipa cirúrgica, como o anestesista, instrumentistas e enfermeiros circulantes, cirurgião assistente e os restantes; são necessárias condições de assepsia e anti-séptica, equipas administrativas e operacionais para proporcionar uma realização plena da cirurgia. (207)

Cirurgias desnecessárias

A indicação de um procedimento cirúrgico para a resolução de um problema médico, só se justifica quando a doença tem uma solução menos agressiva e vai proporcionar ao doente uma melhor qualidade de vida, uma melhor capacidade funcional ou a eliminação de uma dor contínua. No entanto, pode acontecer que a decisão cirúrgica seja tomada sem a realização de uma avaliação exaustiva e sem um diagnóstico preciso. (208)

Doenças infecciosas

As infecções nosocomiais são comuns durante um internamento hospitalar prolongado, mas não implicam necessariamente um erro médico, podendo ser evitadas se o pessoal de saúde tomar medidas preventivas, como a lavagem das mãos e a esterilização do equipamento. Nos Estados Unidos, 80.000 mortes anuais são atribuídas a infecções nosocomiais, 12.000 mortes devido a cirurgias desnecessárias e

7.000 mortes causadas por erros de medicação inadequados nos hospitais.(209)

Anestesia

Qualquer erro admissível noutras especialidades médicas pode tornar-se uma catástrofe na área da anestesiologia. Muitas vezes as falhas médicas mais comuns em anestesiologia incluem erros na dose de anestésico administrada, pode acontecer quando um determinado fármaco é erradamente rotulado, resultando na administração de uma dose incorrecta, o erro pode ocorrer tanto quando administrado em quantidade muito pequena ou em sobredosagem. Entre as causas de erros estão também o atraso na recuperação pós-anestésica, falha ou dano causado durante a intubação, e monitorização inadequada do paciente. *O anestesiologista é responsável pela monitorização do nível de consciência durante o procedimento, e não deve sair da beira do leito, pois este merece atenção constante.* Situações como desligar o alarme do oxímetro de pulso, oxigenar de forma inadequada durante a cirurgia, o anestesista estar sob efeito de drogas ou álcool durante o processo, utilizar equipamentos defeituosos ou aplicar uma sedação perigosamente prolongada podem levar a situações extremamente perigosas para a vida do paciente. (210)

Como medidas preventivas, deve ser etiquetado cada fármaco cuidadosamente, colocando de forma legível, a informação do conteúdo de cada seringa ou frasco organizador de fármacos, bem como a sua *posição* e *separação* no armário ou cómoda, devendo *organizar os fármacos potencialmente perigosos* utilizados no bloco operatório, devendo os rótulos destes medicamentos ser revistos com a ajuda de uma segunda pessoa, de forma a evitar um erro durante a administração de um produto. *No caso de ocorrer um erro na administração de um medicamento, este deve ser relatado num livro destinado a essas eventualidades.* O inventário e a verificação do prazo de validade dos medicamentos, também são úteis para evitar erros; além disso, providenciar um código de barras, *a cor de identificação de cada medicamento e o seu nome genérico.* É de salientar que a utilização de protocolos de vigilância, e a reflexão cuidadosa antes da decisão ou ato médico são fundamentais para evitar cometer erros.(211)

As consequências que podem resultar de erros de anestesia incluem danos na traqueia, asfixia por oxigénio inadequado, danos no coração que podem incluir enfarte do miocárdio, defeitos neurológicos, perda de função ou mobilidade de uma parte do corpo, paralisia parcial ou geral (motora), danos cerebrais, danos na coluna vertebral, perda de sensibilidade em qualquer parte do corpo, coma e até morte.

Medicina Transfusional

Na medicina transfusional chegou-se a um consenso de que as seguintes medidas poderiam evitar erros nas transfusões:

- Dispor de um ***bom sistema de identificação dos doentes***, incluindo etiquetas e códigos de barras.
- ***Combater a desinformação*** do pessoal que trabalha na área dos bancos de sangue e do pessoal médico, de modo a que, através de um "feedback" ou de um trabalho conjunto, se possa realizar um melhor trabalho no domínio da saúde.
- A utilização de ***etiquetas pré-impressas*** e a automatização optimizam o tempo e evitam erros na identificação dos doentes
- O Comité Hospitalar de Transfusão é responsável pela hemovigilância, pelo acompanhamento dos doentes de alto risco ou politransfundidos em caso de incidente. Mantém uma relação estreita com a equipa médica do hospital através de reuniões
- Dispor de uma rede informática que permita uma rápida divulgação em termos de serviços, informações e ligações a outros centros de saúde.
- Para solicitar o consentimento voluntário antes de uma transfusão comunicada.
- Respeitar as regras estabelecidas no regulamento do Banco de Sangue.
- Compreender e estar consciente das possíveis consequências ou efeitos adversos da transfusão.
- Respeitar o tempo estabelecido entre várias transfusões de produtos sanguíneos

no mesmo indivíduo.

SUGESTÕES PARA PREVENIR A NEGLIGÊNCIA MÉDICA

- ***Nunca mentir.***

Escrever na história clínica todos os factos tal como aconteceram. Explicar da mesma forma, sem alterar a verdade, ao doente e à família o que aconteceu.

- ***Cuidado.***

A prudência deve ser um dos baluartes da boa prática médica. Em caso de incerteza sobre o perigo de um teste ou de um medicamento, discutir com um colega que tenha mais experiência, conhecimentos ou hierarquia. Do mesmo modo, as discussões de casos e as reuniões anatómicas e clínicas são muito valorizadas.

- ***Adquirir conhecimentos e competências.***

O médico deve ser instruído na realização de diagnósticos diferenciais e procedimentos invasivos (se a sua especialidade médica assim o exigir); se se sentir desconfortável ou duvidar do diagnóstico, tratamento ou comportamento, deve preceder o benefício do doente ao seu próprio ego e consultar colegas que tenham provas dadas naquilo que desconhece ou não tem experiência.

- *Ter uma atitude diligente, responsável, prudente e assertiva com os doentes e os colegas.* A comunicação é importante, assim como a discussão dos casos com a equipa.

- ***Afirmar a constância.***

Fazer uma história clínica completa e registar os procedimentos. Comunicar todos os dados pertinentes relativos a sinais e sintomas, exames laboratoriais, imagiologia,

biópsias e consultas, entre outros. Tudo isto permitirá a organização dos elementos úteis para o envolvimento definitivo no diagnóstico e tratamento dos doentes.

- ***Reconhecer os limites e as capacidades.*** Isto significa que o médico deve abandonar o seu orgulho e admitir quando não deve ou não pode satisfazer as exigências de um doente.

• Aumentar a qualidade dos serviços de saúde

• Implementação de comités de bioética em clínicas e hospitais para discutir problemas de negligência e erros médicos e para conceber estratégias preventivas de acordo com os pontos fortes e fracos da instituição de saúde.

• Informar os doentes sobre as caraterísticas do ato médico.

• Incentivar e *manter uma relação amigável e respeitosa com o doente e a família.*

• Atitude perante um erro ou uma situação imprevista. *Deve ser admitido logo que ocorra, comunicar, comunicar com o responsável imediatamente superior, tomar medidas corretivas ou preventivas* do caso para evitar potenciais consequências; evitar a ocultação, a falsificação, a falsificação de dados ou a falta de documentos. Após um resultado indesejado, deve ser dada o mais rapidamente possível uma explicação séria e responsável ao doente e à sua família sobre as causas ou factores que o determinaram e as medidas a tomar para o inverter ou corrigir.

• ***Não sobrevalorizar as técnicas ou os novos instrumentos***.

Lembre-se que nada substitui uma boa história ou anamnese e um exame minucioso através de exame físico para chegar a um diagnóstico.

• ***O doente deve ser instruído e documentado.*** Exceto em situações de emergência, que ponham em risco a sua vida ou à chegada a um centro de saúde com diminuição do nível de consciência ou dos sinais vitais, deve apresentar-se ou consultar um médico, pedir-lhe referências e informações sobre a sua solidez moral e ética, bem como sobre a competência deste último na área ou disciplina em que afirma ter formação.

• Exceto em casos de emergência real, o pessoal de saúde não deve exercer a sua atividade em condições inadequadas ou impróprias para a prática da medicina.

• *O médico não deve diagnosticar, prescrever, indicar tratamentos por via eletrónica (telefone e computador), à distância ou através de terceiros.*

- Evitar a medicina defensiva

- Recusar-se a participar em comentários insalubres ou difamatórios entre colegas, especialmente na presença de doentes e de terceiros.

- conhecer e cumprir fielmente as diretrizes, códigos e regulamentos existentes.

- Salvaguardar os registos médicos para evitar a perda, o roubo, as folhas, as correcções e outras situações que diminuam o seu valor como prova.

- Exigir as disposições necessárias para efetuar uma boa prática médica e comunicar situações de insegurança tanto nas instalações de cuidados de saúde como na insegurança de todo o pessoal para uma melhor prestação de serviços de saúde.

- *Nunca abandonar o doente.*

- Salvaguardar a confidencialidade.

O PACIENTE TEM UM PAPEL ACTIVO NA PREVENÇÃO DE ERROS MÉDICOS

O doente deve ser envolvido, informado e conhecer os seus direitos, considerar a escolha de um hospital que tenha experiência no seu estado ou doença, solicitar informações sobre o procedimento efectuado e as suas potenciais complicações, riscos, consequências, a existência de terapias alternativas e a escolha do médico. (212)

Aquando da alta, o doente deve solicitar instruções, tratamentos, indicações escritas e recomendações para seguir em casa. Deve conhecer o seu médico assistente e delegar num familiar, tutor ou pessoa para ser o seu "procurador" no caso de não poder tomar decisões por si próprio, ou se correr o risco de perder o estado de consciência ou entrar em estado de coma.(213)

A população em geral não aceita facilmente que, independentemente da gravidade do processo ou do interesse e recursos despendidos, não se obtenha um resultado satisfatório e, neste caso, algumas pessoas nascem com o desejo de reparar o dano, pelo menos economicamente. Por seu lado, a relação entre comportamento e normas de saúde, normas habituais para um caso específico, pressupõe a existência de protocolos, diretrizes clínicas ou normas sanitárias específicas que possam justificar e proteger o procedimento médico a seguir. Estas normas serão mais reconhecidas se forem abrangidas por uma sociedade científica nacional, regional ou, pelo menos, por um comité hospitalar.

Infelizmente, os erros médicos conduzem a uma perda de confiança no sistema de saúde e a custos elevados para o Estado. Além disso, os doentes com internamentos hospitalares prolongados ou que sofreram lesões ou incapacidades na sequência de um erro médico apresentam frequentemente perturbações psicológicas. Os profissionais de saúde também podem apresentar frustração e perda de moral quando cometem um erro. Entre as estratégias sugeridas, propõe-se o estabelecimento de protocolos médicos, ferramentas, liderança e sistemas de segurança baseados no conhecimento. Deve-se identificar e aprender com os erros, promover estratégias de organizações de desenvolvimento e medidas preventivas. Discussões sobre erros médicos, facilitam o aprendizado profissional dos médicos e fornecem suporte emocional após tais eventos, podem ser ventilados em reuniões anatomoclínicas, porém, pouco tem sido investigado. (214)

Kaladjian, pesquisou professores e residentes de vários hospitais localizados em áreas do centro-oeste e nordeste dos Estados Unidos, para investigar as atitudes e práticas em relação a discussões de erros, erros hipotéticos, experiência de modelagem de papéis de erro, variáveis demográficas, e constatou que 338 médicos concordaram em participar, sendo que apenas 73% indicaram que costumavam falar sobre seus erros com colegas; 70% acreditavam que discutir erros fortalecia as relações profissionais e a maioria conhecia pelo menos um colega que seria um ouvinte solidário. Entre as motivações para a discussão do erro estava a preocupação de saber se outro colega teria tomado a mesma decisão (91%), aprender com os erros dos colegas 80%; e o desejo de receber apoio 79%.

Há alguns médicos que tendem a pensar que muitos doentes têm perturbações psicológicas, ou mesmo traços hipocondríacos, e surpreendentemente alguns hospitais na América do Norte chegaram a implementar um sistema de triagem de consultas por colorimetria com expectativas de combater este fenómeno; as cores são utilizadas para classificar os doentes de acordo com a gravidade da sua doença e tendo em conta o motivo do seu pedido de informação, após avaliação é-lhe atribuído um "tempo de espera"; no entanto, os doentes devem ser educados e aprender sobre o sintoma cardinal ou mais frequente numa doença grave. Alguns doentes que recorreram às urgências foram categorizados como "agressores crónicos", aquele que está "insatisfeito e procura uma segunda ou terceira opinião", "internauta", aquele que "se sente sozinho e só quer procurar companhia no chat", "agressivo" ou agitador, "empático", "pedindo desculpa por vir assim", entre outros.

A imagem filantrópica dos profissionais médicos, tem vindo a deteriorar-se e a distanciar-se nos últimos 50 anos do modelo hipocrático há milénios equiparado; ao ser considerado como um único técnico, ávido de reconhecimento económico e profissional, estreitamente aderente a um modelo científico, isolado em alguns casos de sensibilidade humana consubstancial com a prática da medicina convencional, o humanismo médico sustentou para a posteridade os cultores ecuménicos mais qualificados, como Hipócrates, Aristóteles, Platão que forneceram conceitos essenciais para definir o pensamento da espiritualidade.

Atualmente, a prática da medicina moderna, sofre um processo de desumanização na sociedade globalizada, sobretudo nas sociedades desenvolvidas, com uma vida moderna, materialista, hedonista, com valores vazios e culto da banalidade, em cujo contexto, a saúde foi transformada numa mercadoria cara para um mercado perverso; que fez do lucro o seu leitmotiv: a ganância. (215)

Além disso, a maioria dos médicos identificou-se acriticamente com a tecnologia, deixando essencialmente de prejudicar a sua identidade profissional, centrada na projeção de um estatuto socioeconómico mais elevado e no ganho pessoal, faltando-lhes sensibilidade social para a imagem das classes mais necessitadas.

Da mesma forma, as sociedades do terceiro mundo sofrem com este processo de dessensibilização médica em detrimento de factores sociais desfavorecidos com acesso a serviços de saúde muitas vezes inacessíveis; no entanto, não menos certo, a esmagadora retórica em sentido contrário, defende que as mudanças políticas, sociais, económicas e laborais têm sido acompanhadas nas últimas décadas de baixos salários para os médicos e que o seu trabalho é desenvolvido em condições miseráveis, que inviabilizam cuidados de qualidade e criam condições para erros médicos involuntários. (216)

Dr. Fabian Vitolo, em trabalho apresentado no 1º "Encontro Nacional de Líderes da Saúde" ocorrido na região Noa-Termas de Rio Hondo em junho de 2007 sobre *"Responsabilidade civil e erro médico"* constatou diferenças na especialidade e responsabilidade dos médicos. Obstetras ocuparam 26%, seguidos de cirurgiões 25%, quiropraxistas 14%, pediatras 10%, médicos clínicos (internistas) 9%, infectologistas 8%, anestesistas 4% e cirurgia plástica 4%. No entanto, o estudo de Vitolo concorda com o estudo realizado no México durante o período de 1996 a 2007 no Centro Nacional de Vigilância Epidemiológica e Controlo de Doenças do México, onde a obstetrícia e a ginecologia receberam 15% das queixas ou pedidos, a ortopedia e a traumatologia 12,5%, as emergências médicas 10%, a cirurgia geral 7,3%, a medicina dentária 7%, a medicina familiar 6,3% e a medicina interna apenas 2,4%.

O erro médico é uma questão central no mundo. Um Instituto de Medicina de Washington afirma que a incompetência, a negligência, a violação de regras e regulamentos, é apenas uma pequena parte do problema, e sublinha a importância do ambiente e do sistema em que a prática médica se desenvolve. Os erros médicos ocorrem geralmente com bons profissionais, que tentam melhorar as coisas e são erros simples. (217)

De acordo com um estudo realizado nos EUA há mais de 15 anos, menos de

2% dos danos causados por negligência foram indemnizados. Significa que a ação médica pode ser a inexperiência, o profissional tem poucas hipóteses de ser processado, tal como existem muitas exigências que não têm qualquer base técnica.

Num estudo realizado por Campos em 2008, verificou, através de um inquérito anónimo a profissionais médicos, que num universo de 1000-1500 cirurgias, *30% admitiram ter sido esquecida uma compressa na cavidade abdominal durante a cirurgia e 90% souberam que um colega o tinha feito.* Afirma-se que a verdadeira incidência deste evento é subnotificada, estimando-se que ocorra em 1: 8800 cirurgias gerais e 1: 1000-1500 cirurgias abdominais; enquanto nos EUA são registados 1500 casos anualmente. Entre os tipos de corpos estranhos, 69% correspondiam a pacotes de diferentes tamanhos e pinças 31%, cavidades descritas como "*locais de retenção*" 54% abdominais, vaginais 16-22%, tórax 7,4%, outros locais como face, cérebro, extremidades 17%. O tempo decorrido entre a cirurgia e a deteção do corpo estranho retido variou entre 1 dia e 6 anos. (218)

Assim, como a Real Academia da Língua Espanhola (REA) define como *"oblito"* (do latim ***"oblitum"*** esquecido) *o corpo estranho esquecido dentro de um paciente durante uma cirurgia.* Um estudo publicado por Manrique e colaboradores na Argentina, mostra uma casuística com uma incidência de 2,4 *I* 1.000 operações cirúrgicas efectuadas. Esta investigação incluiu entre os factores de risco para provocar o esquecimento, as cirurgias de urgência, as alterações inesperadas do plano cirúrgico, a incapacidade de contabilizar a urgência extrema entre si (o que pode levar a uma contagem errada), a gaze "presa"; também as equipas múltiplas, a hemorragia excessiva, a mudança de pessoal durante a cirurgia, o cansaço ou a fadiga da equipa cirúrgica durante procedimentos longos, múltiplos e complexos durante as mesmas intervenções cirúrgicas. (219)

Existe jurisprudência sobre a questão da negligência de um corpo estranho. Entre as doutrinas jurídicas aplicadas estão a ***"Res Ipsa Loquitur",*** que significa *"as coisas falam por si",* o corpo estranho é esquecido como resultado de um *ato negligente* e um é o "*capitão do navio*", por exemplo, o cirurgião é o responsável final e que é quem colocou a almofada perdida, este último princípio, cada dia real menos aplicada e porque toda a equipe tem algum grau de responsabilidade. Tudo tem sido obrigado a desenvolver regras e procedimentos de contagem de gaze (pensos) e instrumentos cirúrgicos. Assim, recomenda-se que:

As compressas de gaze *não devem ser cortadas* e *devem ser contadas no início e no final de todas as intervenções cirúrgicas.*

O número e o tipo de agulhas devem corresponder aos pacotes de sutura utilizados (abertos).

- Os instrumentos cirúrgicos utilizados devem ser registados no início e no fim da cirurgia. Deve ter-se cuidado com a quebra ou separação de qualquer parte dos instrumentos (patilhas de auto-retenção, pinças laparoscópicas, agulha Veress).

Quando e como contar?

- *Antes de iniciar o procedimento cirúrgico para estabelecer uma linha de base e no final.*
- *Antes do fecho da cavidade e do início do fecho da pele.*
- *Antes do pessoal de apoio, preciso de continuar a cirurgia. Estas são as razões mais comuns para o esquecimento.*
- *As contagens devem ser efectuadas de forma audível, sob o olhar de duas pessoas.*

Se a contagem for discordante deve documentar e comunicar ao cirurgião. Suspender o procedimento se o estado do doente o permitir, inspecionar as imediações, efetuar monitorização radiológica e comunicar o incidente ao bloco operatório responsável.

As carências relatadas pelos médicos neste estudo, em relação à disponibilização de meios de diagnóstico, tais como imagiologia (RM), unidades de cuidados intensivos tanto de adultos como de crianças (UCI, UCIP, UCIN), oxigénio, incubadoras, ambulâncias, falta de recursos de segurança no trabalho, deficientes centrais eléctricas auxiliares, água, bancos de sangue e medicamentos suficientes, foram apontadas por 79% dos médicos inquiridos como falhas na disponibilização nos seus hospitais, uma vez que são necessárias para garantir a qualidade dos cuidados e chegar a diagnósticos e tratamentos precisos, de modo a que uma boa parte das negligências e erros médicos sejam evitados; Não menos importante, os restantes 21% consistiram em lacunas em termos de pessoal médico e paramédico especializado, bem como em laboratórios mal equipados, radiologia e radioterapia. Esta queixa, variável constante tanto no inquérito como nas entrevistas, reflecte de facto a necessidade de o doente se deslocar de um centro de saúde para outro, o que contribui para a deterioração da relação médico-doente e do seu estado de saúde.

Em conversa com os médicos, eles relataram que as falhas nos elevadores, em bom estado de conservação, agravam a situação dos pacientes com traumas, que são obrigados a subir escadas de qualquer jeito e como podem, procurando outros serviços para complementar seu atendimento. Da mesma forma, referiram-se à grave situação enfrentada pelos doentes oncológicos por não receberem quimioterapia e radioterapia em tempo útil. Os doentes de VIH-SIDA, têm o tratamento suspenso à data deste estudo por falta de existência. Mas coisas simples como ter um banco de sangue para colocar um sangue a um ferido, um recém-nascido sético, ou uma ambulância para transportar um doente para garantir uma Unidade de Cuidados Intensivos, um exame especializado ou uma radiografia simples para ser fotografada com célula para interpretação de modo a derivar uma parturiente em trabalho de parto para outro centro onde haja cirurgia disponível (anestesista), são situações comuns referidas pelos médicos inquiridos. (220)

Outra situação preocupante e preocupante é a permanente insegurança que os médicos vivem, fruto do submundo, dentro e à volta dos seus locais de trabalho, pois são vítimas frequentes de assaltos, ferimentos e até mortes. Esta situação não escapa a outras cidades da Venezuela, no Estado de Carabobo, o secretário de finanças do Colégio de Médicos, Dr. José Antonio Guevara, informou que os centros de saúde pública naquele estado você era apenas 5% em suturas e outros recursos seringas até junho de 2014. A Associação Venezuelana de Distribuidores de Equipamentos

Médico-Dentários e Afins (AVEDEM), informou em 26 de maio de 2014, que os stents periféricos e coronários, que são cânulas cilíndricas de uso endoluminal (geralmente endovascular) que se colocam no interior de uma estrutura anatómica ou ducto corporal para se manterem permeáveis e evitar o seu colapso após dilatação, e a desobstrução ou libertação cirúrgica que permite dilatar as artérias e vasos para restabelecer o fluxo sanguíneo adequado, utilizada em doenças cardíacas, carótidas e dos membros inferiores, estão em falta nos Centros de Saúde Públicos (grandes hospitais) e clínicas privadas. O mais alarmante desta informação são as consequências que daí advêm, uma vez que a colocação deste tipo de prótese evita que o doente tenha morte cardíaca, ou que um doente com circulação prejudicada mantenha as pernas de retorno para serem amputadas.

Noutras latitudes, como em Espanha, em 2011 morreram 603 pessoas por alegada negligência médica e em 2012 morreram 692, o que revela um aumento de 89 casos por ano. Geralmente estas mortes ocorreram por procedimentos cirúrgicos mal executados, maus cuidados clínicos que o doente teve, infecções nosocomiais, atrasos na chegada da ambulância; mas a principal razão deveu-se a diagnósticos errados e à perda de oportunidade de implementar uma terapia precoce e bem sucedida. (221)

O nosso estudo foi efectuado em hospitais públicos com médicos que prestavam os seus serviços nestes centros, no entanto 41% complementavam o seu tempo e salário com trabalho em clínicas privadas ou consultórios privados, permitindo inquirir sobre a incidência de erros e não conseguindo confirmar a regra de que também nos centros de saúde privados, ocorrem descuidos durante as cirurgias, erros anestésicos, confusão de histórias e exame de um doente com outro erro na colocação de medicamentos. Esta situação tem permitido que o doente receba agora informação sobre o medicamento e o tratamento que lhe está a ser administrado (Consentimento Informado). É importante comentar que as jornadas de trabalho dos médicos residentes, pós-graduandos e até mesmo dos especialistas, requintadamente extenuantes, ocorrem nas guardas desses profissionais, pois devido aos baixos salários são obrigados a trabalhar em mais de um local e redobram suas horas de trabalho. Mais de 53% do grupo pesquisado, realizava guardas contínuos pouco mais de 24 horas, ou seja, pacientes com excesso de carga, era o denominador comum do grupo. (222)

Existem horários de trabalho médico perversos e até criminosos na prática da medicina, sendo *os Estados Unidos o país industrializado com os horários de trabalho mais exigentes.* Esta prática tem o problema adicional de as suas consequências estarem mais relacionadas com acidentes de trabalho provocados pela quantidade de horas de atividade sem descanso, para o tipo de trabalho realizado. A fadiga e o stress acumulados durante o dia também afectam a saúde das pessoas e as condições para que haja mais acidentes de viação e outros, bem como para que se cometam mais erros médicos. O que é invulgar é que esta situação é negligenciada na própria medicina, uma vez que os médicos residentes nos EUA trabalham até 30 horas contínuas. (223)

Uma publicação da Reuters Health, noticiou que as longas sessões de trabalho dos médicos em formação nos hospitais dos EUA estão a criar um número alarmante de erros médicos, intimamente relacionados com a fadiga, e que normalmente provocam a morte de doentes, de acordo com a investigação. Quando os médicos em formação praticam turnos que variam entre 24 e 30 horas, o risco de cometerem erros graves que podem afetar os doentes dispara, revelaram especialistas do Brigham and Women's Hospital, em Boston.(224)

Os médicos avaliados em relação a este aspeto, eram praticantes que tinham 4,1 vezes mais probabilidades de cometer erros médicos relacionados com a fadiga e que matavam o doente depois de trabalharem cinco ou mais dias por mês prolongados em comparação com um mês sem turnos de trabalho tão longos como o indicado. Esta forma de trabalho da equipa médica, que remonta à década de 1890 nos hospitais americanos, obriga os médicos residentes a trabalharem em turnos extremamente longos. Os defensores desta prática, que é considerada vital para um novo médico, acompanham pessoalmente os doentes durante todo o seu internamento, em parte para aprenderem sobre a evolução de várias doenças. Os resultados do estudo baseiam-se num inquérito realizado junto de 2737 médicos de várias especialidades hospitalares americanas.

"Descobrimos que, por cada 100 médicos que trabalharam um ano, cometeram, em média, 200 erros médicos graves, 20 que provocaram uma lesão evitável e cinco erros graves que provocaram mortes evitáveis nos seus doentes", afirmou o médico que dirigiu o estudo numa entrevista telefónica.

Se estes resultados forem aplicados aos 100.000 jovens médicos que trabalham com estes horários nos hospitais dos Estados Unidos, significa que existem cerca de 100.000 erros médicos significativos, dezenas de milhares de lesões evitáveis nos doentes e milhares de mortes por ano que poderiam ser evitadas devido à fadiga.(225)

O Service Employees International Union, o maior sindicato que reúne médicos e residentes dos hospitais norte-americanos, afirmou que os resultados deste estudo causaram mais receio porque os centros médicos permitiram que esses novos médicos trabalhassem entre 24 e 30 horas, duas a três vezes por semana. *O sindicato reiterou o seu apelo para que o Congresso norte-americano legisle no sentido de impor limites ao horário de trabalho dos residentes.*

Em Espanha, um inquérito realizado em 2005 pela Associação Espanhola de Médicos Residentes (AEMIR), demonstrou que mais de metade dos médicos residentes não assalariados, por exemplo, não tinha liberdade depois de uma guarda, que chegou a realizar 32 dias de horas quase contínuas sem descanso. 18% admitiram utilizar medicamentos de forma sistemática para evitar o sono, uma esmagadora percentagem de 60% dos médicos inquiridos, referiram ter cometido um erro grave no exercício da sua profissão devido à fadiga e 35% afirmaram ter sofrido acidentes de trânsito após terminarem a guarda e em conclusão as longas jornadas de trabalho não são apenas insalubres para os trabalhadores, mas podem ser perigosas para terceiros.(226)

A este respeito, é conveniente insistir num dia desfavorável de guarda excessivamente longa, na vontade de cometer erros. Numa tese de licenciatura na especialidade de psiquiatria da Universidade de Los Andes, na Venezuela (ULA), estudando um inquérito a 215 médicos, 60% eram mulheres, das quais 66% apresentavam sintomas ligeiros da *síndrome de burnout.* 142 médicos apresentaram sintomas ligeiros, 7 sintomas moderados, foram avaliados pós-graduados em pediatria, medicina interna, traumatologia e ortopedia, e cardiologia, concluindo que os erros são mais susceptíveis de serem cometidos se as sessões de trabalho ininterruptas demorarem várias horas. (227)

Um médico residente afetado pela *"síndrome de burnout"* tem maior tendência para cometer erros médicos que acarretam custos elevados para a saúde do doente e contribuem para agravar os sintomas de exaustão emocional do médico.

Nos Estados Unidos, a Commission on Accreditation of Healthcare Organizations (JCAHO), em 2001, recomendou que nos hospitais a ela associados, fossem estabelecidas políticas para o bem-estar do seu pessoal. Muitas vezes, ***a atitude*** *assumida pelo médico perante o doente é crucial para assegurar uma boa relação médico-doente e assim atenuar, corrigir e evitar um erro.* Seria interessante que as estratégias adoptadas por outros países pudessem ser aplicadas na Venezuela, onde os horários de trabalho são extremamente extenuantes, especialmente para os jovens médicos.(228)

Desde logo deve alertar o paciente para os riscos que envolvem todos os procedimentos médicos sob as variáveis imprevisíveis de uma ciência imperfeita como é. No entanto, a prática médica tem as suas regras de conduta e uma delas é a "*responsabilidade profissional*", que vem a ser um conjunto sistemático de regras que orientam e indiciam o exercício da medicina dentro dos princípios que lhe são próprios, ou seja, assim como o respeito pela dignidade humana e o direito à vida e à integridade, incluindo o respeito pelos direitos fundamentais como o direito à identidade, à liberdade de consciência, à saúde, à privacidade pessoal e familiar, à etnia, à cultura e o direito à segurança social. Na relação médico-doente, o médico deve assegurar estes princípios e direitos, bem como privilegiar as suas decisões com base no interesse superior do doente, sem diferenciação ou discriminação, servindo-o com respeito e dedicação, em qualquer caso, a violação destes princípios morais e profissionais constituirá o que se designa por responsabilidade ética profissional, adequando o seu comportamento a um ato ilícito que o profissional médico poderia evitar. (229)

Para efeitos meramente didácticos, para que seja posto em causa o aparato da responsabilidade é necessário que exista má conduta médica ou violação dos deveres profissionais, e que a responsabilidade esteja configurada, preexistindo os seguintes requisitos A obrigação tem de ocorrer, a falta médica *(incompetência, imprudência, negligência, violação dos deveres e regulamentos a seu cargo*), o dano, o determinismo causal entre o ato médico e o dano e a responsabilidade (por exemplo, ter o médico culpa de ter causado o dano). (185)

Outras causas enumeradas na jurisprudência consultada para decidir este caso:

1. ***Culpa***
2. ***Danos***
3. ***A ligação (determinismo causal):***

Esta lei é explícita quando afirma que:

- *Quando existe um dano, sem qualquer culpa, não se pode falar de negligência médica.*
- *Quando há uma falta, sem qualquer dano, não se pode falar de negligência médica.*
- *Quando a falta e o dano estão presentes, sem que haja um determinismo causal entre eles, não se pode falar de negligência médica.*

Para que seja configurada a negligência do ponto de vista jurídico, é imperativo que três elementos concorram simultaneamente:

- *Existem provas de uma falha médica*
- *Existem provas de danos para o doente*
- *Existe uma prova do nexo de causalidade entre a culpa e o dano causado ao doente.*

CONCLUSÕES

Os erros médicos são situações por vezes supervenientes e frequentes na prática médica e, por vezes, estão relacionados com a desinformação ou o julgamento errado relativamente a uma determinada doença ou condição. A dimensão deste problema na Venezuela não é bem conhecida. De acordo com as estatísticas dos países do primeiro mundo, existe uma elevada morbilidade e mortalidade devido a estes erros.

Há uma multiplicidade de factores ambientais que conspiram em torno da cristalização de um erro médico ou de um acontecimento adverso como a *deficiente informação profissional*, a *pouca formação em técnicas modernas*, a falta de inovação em equipamentos e estruturas. Se juntarmos *as más condições de trabalho*, com *falhas na disponibilização de* meios de *diagnóstico* e terapêutica, o resultado pode ser fatal.

É preciso lembrar que dentro da formação ética do profissional médico está o "*do no harm*" conhecido como "*First Do No Harm*" e é importante refletir sobre ele, pois o médico não age com malícia na sua busca pela cura. Quando ocorrem denúncias de imperícia médica, devem coexistir muitas *variáveis* que demonstrem que a atitude do profissional não se deveu à violação da *lex artis*, manuais de procedimentos ou normas; e que, de qualquer forma, ele atuou com algum elemento de culpa.

Além disso, *a prática da medicina nunca foi fácil,* a prova são os longos anos de estudo, ao contrário de outras profissões, a medicina não é gerida por computadores, não é uma oficina de reparação ou um banco, nem a matemática. Cada doente tem um ritmo de melhoria ou de deterioração e de resposta a um tratamento específico em função das suas caraterísticas individuais, genéticas, do sistema imunitário, do historial de alergias, do acesso aos cuidados de saúde ou da predisposição psicológica.

Antes de iniciar um litígio titânico no pressuposto de que houve negligência médica, o doente ou a família devem aconselhar-se e informar-se bem sobre os pormenores do sucedido, falar com o médico, e até tentar chegar a um acordo, pois este traz vantagens, na medida em que é uma forma mais expedita de obter a reparação financeira das acções judiciais e evita longas esperas. Além disso, o médico será enfatizado, o que tem sido demonstrado que muitas reclamações poderiam ser evitadas se houvesse uma comunicação franca e aberta com o paciente sobre a doença, o tratamento a seguir, o comportamento, o risco de benefício ou efeitos adversos que podem ocorrer e proteger em todos os momentos a relação médico-paciente. *A comunicação* deve ser utilizada como um *instrumento altamente eficaz na equipa de saúde,* porque se for deficiente ou falhar; pode conduzir não só a erros médicos, como cria uma ***situação perigosa que aumenta o risco de lesões para o doente.***

Neste sentido, a história clínica é valiosa como prova da narrativa dos acontecimentos e da sequência da evolução da doença. Uma "má história" é uma história cheia de imprecisões e de falta de dados que conduz a um diagnóstico errado e a um tratamento deficiente, ao passo que uma história bem contada iliba o médico de culpas e exime-o de responsabilidade num julgamento injusto. Ao mesmo tempo, está em risco, como qualquer outra pessoa ou profissional, incorrer, através do exercício do ato médico, em falhas por ação ou omissão, que, por sua vez, o tornam credor de responsabilidades civis, administrativas e penais. A responsabilidade no âmbito do exercício da profissão está bem demarcada e restringida legalmente, no âmbito da formação especial e do exercício da sua missão transcendente, da nobreza, dignidade e ética do trabalho efectuado, aos bens mais sagrados da pessoa humana está ligada, isto é, à vida e à saúde, direitos pessoais que constituem a essência do ser humano individual e social.

A medicina, tal como o livre exercício de qualquer profissão, arte ou indústria, encontra a sua base legal e categórica na Constituição da República Bolivariana da Venezuela que, no Capítulo V, referido aos direitos sociais e à família, estabelece o seguinte *"O trabalho é um direito social e goza da proteção do Estado. A lei prevê a melhoria das condições materiais, morais e intelectuais dos trabalhadores. Para cumprir esta obrigação, o Estado estabeleceu os seguintes princípios":*

- Nenhuma lei pode estabelecer disposições que alterem a inviolabilidade e a progressividade dos direitos e das prestações. Nas relações de trabalho, a realidade deve prevalecer sobre as formas ou aparências.

- *Os direitos laborais são inalienáveis.* É nula qualquer ação, acordo ou convenção que renuncie ou prejudique estes direitos. Só é possível e regulariza-se no termo da relação de trabalho, de acordo com os requisitos estabelecidos na lei". Fim de citação. Para além disso, a C.R.B.V. estabelece no seu artigo 105: "*A lei determinará as profissões que exigem diploma e as condições que devem ser satisfeitas para o seu exercício, incluindo o licenciamento*". De um modo geral, estas disposições regulam, em certa medida, o exercício da medicina, que, sem dúvida, corresponde a uma profissão ou a um trabalho social e exige a licença obrigatória dos seus membros. Por seu lado, o Código Civil venezuelano (que continua a ser a norma jurídica) define a natureza da relação médico-doente como fonte de obrigações contratuais; mas estabelece uma obrigação de meios e não de fins. (118) O quadro jurídico em sentido estrito do Estatuto *Jurídico da Medicina* define e regula o exercício da profissão médica em vários artigos do corpo normativo. A responsabilidade profissional é um foco particular da responsabilidade global, analisada sob o ângulo da atividade de um determinado ofício ou comércio e para os efeitos de que os actos ocorram em conformidade com o sistema normativo, originará uma responsabilidade civil ou essencialmente penal. (4) Se o foco pertencer ao campo penal a orientação será para a negligência médica e entrará para discernir se foi um ato ilícito e a conotação de culpa. (8)

Nos últimos tempos e por diversas razões, os erros cometidos em medicina são um assunto proibido para os médicos, onde salvo algumas excepções, as mensagens são contraditórias, normalmente os mecanismos psicológicos não dizem totalmente o que pensam, abundam as autodefesas e as coisas não são chamadas pelo nome, num esforço para esconder realidades. Aprender com os erros do passado, em vez de os esconder, deixa uma experiência muito útil, como temos vindo a dizer, uma vez que se torna uma ferramenta onde se envolve ativamente o doente, a sua família e a população em geral como peças-chave e importantes da estratégia preventiva.

Reivindicar a eliminação completa das falhas médicas é um objetivo intangível. Em princípio, deve haver motivação e vontade de melhorar, uma boa opção é começar pela recomendação da Venezuela de criar um registo sistemático dos erros, onde mais do que tentar identificar o culpado, é mais vantajoso conhecer as causas precipitantes de tais acontecimentos. Por exemplo, um erro como errar a via de administração de uma substância pode matar um doente, daí a importância da monitorização e da crítica construtiva para evitar danos irreparáveis.

Nos países industrializados, cerca de 9% dos doentes internados nos hospitais do Canadá, França, Reino Unido e Dinamarca em 2006 sofreram um acontecimento adverso relacionado com os cuidados de saúde, pelo que todos os médicos confirmam que o exercício está sujeito ao risco de cometer erros. (35)

Comunicar os erros da política hospitalar ajuda a melhorar muitos aspectos, entre os quais se destacam:

- ***Diluir a ocultação de erros tradicional.***
- ***Criar programas e estratégias para prevenir e utilizar sistemas mais seguros.***
- Obriga o pessoal médico a adotar uma *atitude honesta,* de acordo com a sua ética, uma vez que se comprova que comunicar ou *denunciar um erro* quando este é sofrido pelo doente ou pelas suas famílias é um dos aspectos que gera maior dificuldade, mas evita conflitos legais.

É necessário que os profissionais médicos compreendam que o aumento dos seus erros aumenta a negligência e, embora a empresa se recuse a aceitá-lo, devemos ter em mente o papel que desempenham neste domínio as seguradoras, cujo trabalho e interesse económico é o de se assegurarem contra riscos e acidentes.

Entretanto, a *administração do hospital* precisa de resolver da melhor forma a gestão da crise, de modo a *otimizar a qualidade* da prestação dos serviços de saúde. É uma constante que o maior obstáculo que existe na melhoria dos serviços de saúde é *a hostilidade existente na comunicação entre os trabalhadores.* Em algumas situações, diretores de hospitais, chefes de serviços, chefes de equipas e em geral aqueles que ocupam cargos de funções de chefia, assumem comportamentos que podem ser classificados como *abuso verbal*, com os trabalhadores subalternos, como forma de gestão de poder, sendo este um estilo de comunicação pouco profissional e infelizmente comum, demonstrando agressividade provocada pelo poder que lhes é imposto pelo chefe ou pelo estatuto profissional que possuem.

Claramente, o ambiente hostil provoca um tiro pela culatra, criando ressentimento entre os membros da comunidade de saúde, devido à *desmoralização* e *desmotivação* entre eles. Discutir a hostilidade verbal nos hospitais continua a ser uma judiaria e contribui para que os funcionários sintam medo de denunciar uma falha do sistema quando ela acontece e, assim; de encontrar soluções para o benefício do paciente ou do sistema de saúde. Apesar disso, acredita-se que a *Saúde Ocupacional* poderia ajudar a prevenir tais abusos.

A construção de boas relações entre os trabalhadores de um hospital dá sempre resultados eficazes para lidar com os desacordos entre o pessoal dos serviços, os departamentos e os coordenadores, uma vez que o stress emocional é reduzido, os medos e receios são ultrapassados e cria-se uma atmosfera de paz e harmonia, tornando-a uma atmosfera divertida, o que é importante para reduzir o stress no trabalho.

A morte de um paciente em consequência de um erro ou de uma negligência, cria um trauma psicológico para o médico, que por vezes justifica ajuda profissional. Não existe informação suficiente na Venezuela sobre os efeitos ou consequências que a negligência médica tem no sistema de saúde dos trabalhadores. Só se sabe que em alguns hospitais são destituídos de funções em oportunidades injustas; enquanto é verdade que muitos deles são vítimas do transporte dessa "espiral" de ignorância, que os leva a falhar. Assim surge como uma necessidade, resgatar e dignificar com educação, a verdadeira imagem do médico na nossa sociedade.

RECOMENDAÇÕES

O grande poder da medicina moderna e o seu progresso curativo deveriam ser acompanhados de um grande sentimento filantrópico e humanista. Ironicamente, nos últimos anos, nos EUA, apesar de haver mais tecnologia e desenvolvimento do conhecimento, *não diminuíram as taxas de erro e os custos decorrentes.* Parece sobreviver nos doentes um sentimento de que o sistema de saúde é uma ***"caixa negra"*** completamente selada, *com segredos* ocultos e *desconhecidos,* infelizmente tanto os médicos como as instituições de saúde fogem à sua responsabilidade e a falta de transparência e falta de relatórios sobre os erros médicos ou acontecimentos adversos que resultam do sistema não denunciam os defeitos ou fragilidades que necessitam de ser controlados ou corrigidos. Hoje em dia, é imperativo informar e educar na área da saúde para que as suas decisões sejam acertadas, mas, por outro lado, os cuidados de saúde são igualmente responsáveis e recompensam o bom desempenho profissional com uma remuneração monetária ao doente e, por sua vez, motivam a equipa de trabalho, incentivando a realização de testes e a prestação de cuidados em todas as etapas do processo de cura dos doentes.

Os erros médicos são a quinta principal causa de morte segundo as estatísticas na América do Norte, mas o problema torna-se ainda mais complexo quando se sabe que há muitos bons médicos a trabalhar em hospitais pobres e enquanto os políticos discutem longas horas sobre o financiamento da saúde, ignoram como reparar ou fazer correcções num sistema de saúde que já está danificado.

Existe uma *fraca tolerância por parte do médico para revelar a verdade,* mas é preciso ser sempre honesto com o doente; algumas unidades de saúde são menos "seguras" do que pensamos. *Alguns erros que ocorrem na saúde ocorrem, por vezes, em doentes que não queriam ou não precisavam de determinados procedimentos médicos;* de facto, um em cada 5 testes, medicamentos ou procedimentos são considerados desnecessários e, provavelmente, infelizmente, isto também é verdade para os hospitais e clínicas que gozam de grande respeito e prestígio, onde até se detectou a produção de complicações médicas 4 a 5 vezes mais do que noutros de categoria inferior.

Os acidentes e as estatísticas hospitalares sobre erros e negligência são ocultados da opinião pública, **as pessoas não têm acesso a eles enquanto pacientes ou contribuintes**. Os cidadãos norte-americanos pagam uma determinada quantia de dinheiro pelo bom funcionamento do sistema de saúde; *não há forma de medir ou descobrir se o seu tratamento é bom, adequado ou, pelo menos, seguro.* É por isso que os cidadãos devem exigir a divulgação de estatísticas sobre os cuidados prestados aos doentes: erros e procedimentos de negligência de um hospital, seria comparável à compra de um veículo em que o comprador tem o direito de conhecer o registo de segurança para tomar a decisão de comprar ou não; do mesmo modo, o *consumidor de cuidados de saúde* tem o direito de conhecer a qualidade dos cuidados que lhe serão prestados. Idealmente, se um paciente está a considerar uma possível cirurgia, deve ter acesso aberto a informações sobre cuidados de saúde em diferentes centros sobre as taxas de complicações e mortes no processo. Nos Estados Unidos existe uma instituição denominada "National Bank data collected by the Department of Health and Human Services" e é popularmente conhecida pelo nome de "*lista negra*" nacional de médicos; surpreendentemente, quando um médico solicita a lista é-lhe entregue uma versão com os nomes dos médicos ilibados e quem só pode ter acesso a esses nomes são as juntas médicas estaduais ou o Departamento de Recursos Humanos que são responsáveis por fazer a verificação de antecedentes.

Todos aqueles que trabalham na área da saúde conhecem os erros médicos, mas ninguém fala sobre este assunto. A administração da saúde, os paramédicos, os auxiliares e os enfermeiros discutem frequentemente os erros médicos como um poderoso aviso à comunidade médica para que esta se mantenha *"de fora",* saiba que as taxas de mortalidade, as complicações e tudo o que se relaciona com o doente são úteis para diagnosticar as falhas e atribuir responsabilidades. Outra parte complicada relacionada com os erros médicos é o facto de, mesmo em estudos e testes cardiovasculares, a qualidade da interpretação ecológica *poder variar* muito consoante o médico. Em alguns hospitais dos EUA existe um sistema de registos médicos informatizados que discute em pormenor especialmente os doentes em que ocorreram complicações e onde são recolhidos dados que vão desde os nomes dos médicos envolvidos, procedimentos, duração da doença, internamento especificado, tipo de tratamento, medicamentos e doses mencionadas, evolução e, graças a este sistema, foi possível até alienar determinados médicos nos hospitais.

Devemos ter em conta que, embora seja verdade que quase todos os diagnósticos médicos são obtidos graças aos dados fornecidos pela história clínica do doente, há muitos médicos que desvalorizam o grande valor deste instrumento. Factores como os algoritmos ou protocolos de atuação, o medo de cometer erros e a tecnologia relegaram a entrevista médica para a chamada de dados empilhados numa folha de perguntas. Nos EUA tem-se verificado um abuso na utilização dos scanners e da imagiologia em geral dos recursos; diz-se que "*estamos a perder a arte da medicina*" e parece que os meios de comunicação social não têm como prioridade ouvir os doentes, consequentemente tudo isto acarreta mais custos para o Estado o que se traduz num aumento da cobrança de impostos e no empobrecimento do utente.

Com o objetivo de reduzir a frequência dos erros médicos, têm sido propostas ideias que podem contribuir para o seu declínio, no entanto, um dos grandes inimigos da segurança do doente é a falta de comunicação entre os membros da equipa de saúde e a incapacidade de notificar qualquer "*falha*" na linha de execução de um processo. A medicina praticada atualmente, dados os avanços tecnológicos e científicos, é muito mais complexa do que há 50 anos, ao mesmo tempo que surgiram novas doenças, incluindo as relacionadas com o trabalho. Se é certo que a terapêutica é muito mais eficaz, também significa maiores riscos para a utilização de instalações e equipamentos para procedimentos especiais.

De acordo com um vasto leque de especialistas, os erros são inevitáveis nos cuidados de saúde e, mesmo que apesar de todos os esforços o risco continue a ser sempre um erro, sugerem-se as seguintes recomendações:

1. O desempenho da profissão médica deve ser feito com cuidado e dignidade, garantindo o máximo respeito pela vida dos doentes e nunca utilizar os conhecimentos científicos adquiridos durante os estudos da carreira médica para

revogar as leis. O *"Ethos" é uma atitude distintiva do médico,* que o caracteriza como uma vocação profissional irrevogável de serviço à comunidade e uma dedicação aos *"valores"* e não ao lucro financeiro. O pessoal da equipa de saúde deve ser formado e receber formação frequente para se manter atualizado sobre as novas doenças, técnicas e protocolos. A discussão de casos clínicos, os simpósios e todas as actividades que promovam ou reforcem a formação médica devem ser respeitados e fazer cumprir os códigos de conduta e ajudar nas reuniões anatómicas e clínicas. Considerar sempre o diagnóstico diferencial em cada doença; e, por sua vez, o doente deve procurar saber as razões de cada exame médico e deve ser capaz de explicar o que o exame está a procurar, pois o tratamento será orientado em função do diagnóstico.

2. O *comportamento ético,* é um dever honesto autoimposto, cioso e orgulhoso de não ceder a certas tentações médicas. *As práticas pouco éticas podem submetê-lo à desaprovação dos outros colegas com uma sanção moral,* que implica uma punição maior do que a sanção legal e está desligada desta.

Cumprimento rigoroso dos princípios médicos, tentando para os outros, aquilo que, em circunstâncias semelhantes, desejaria para si e para os seus entes queridos.

3. As fichas clínicas são documentos que devem ser elaborados sob a responsabilidade de um médico, que terá o cuidado de aplicar os conhecimentos e recursos disponíveis para que um estudo de caso clínico demonstre a respectiva doença em cada momento. A prescrição médica deve ser clara, legível, exacta, concisa, cronológica, verdadeira, sem erros de reconhecimento e sem abreviaturas. Constitui uma contravenção à ética médica, os registos nas histórias, os comentários depreciativos ou ofensivos para o doente. Os registos médicos devem ser guardados, não devem conter quebras, alterações ou ausência das respectivas páginas. É condenável, a inclusão de dados falsos, borrões, adulterações, substituições ou retirada de folhas, por não concordarem com o que foi descrito ou com o objetivo de ocultar erros. Estima-se que a falha de dados deve ser registada com uma história clínica, constituindo um obstáculo para o requerente na sua tentativa de provar a

negligência. Esta falha é considerada, por si só, como um dano adicional a ser indemnizado.

O médico em exercício privado como igualmente as autoridades públicas e hospitalares devem tomar todas as precauções possíveis para preservar a confidencialidade das informações prestadas pelo doente, em termos de sigilo. O documento confidencial e a necessária preservação do sigilo médico, obriga à sua utilização cautelosa e discreta, de modo a que a propriedade seja respeitada e não algo que deva ser mantido em reserva de divulgação. No caso de inquéritos judiciais para acções judiciais contra um médico, a história clínica deve ser utilizada, para que sejam arquivadas, apenas a parte dela que seja relevante para o julgamento, garantindo que o resto da informação seja excluída e mantida pela instituição.

4. A relação médico-doente tem uma importância teórica e prática porque é essencial para a interpretação correta das causas e dos mecanismos de produção da doença. É um elemento de orientação metodológica para melhorar a saúde e ajuda a esclarecer a estreita ligação entre *soma* e *psique.* Daí resulta que existe um pilar fundamental que o médico é obrigado a utilizar como primeiro passo perante os doentes. Fala-se de ***"empowerment" do doente,*** onde este deve exigir ser ouvido sem interrupção, ter a informação necessária e conhecer os seus direitos, fazer as suas próprias perguntas, ver se o médico aponta na história que o doente é primordial na sua doença.

Universalmente, considera-se que os médicos não têm a reputação de serem os melhores ouvintes e ***que*** *a comunicação é fundamental para um bom diagnóstico* e que os factores que a afectam são múltiplos, desde a falta de empatia, a pressão do tempo concedido a cada doente e o facto de os médicos poderem estar distraídos com dispositivos tecnológicos. A dor determinou que, nos Estados Unidos, os médicos brancos tendem a falar mais e a ouvir menos os doentes negros, o dinheiro pode muitas vezes ser incluído nas decisões médicas. Muitas vezes, os médicos não ouvem os doentes e submetem-nos a exames excessivos e depois a tratamentos excessivos. Quando um doente pronuncia as palavras *"dor no peito"*, os médicos podem pôr em prática um plano de ação imediato, dando aspirina aos doentes, realizando um eletrocardiograma para avaliar a atividade cardíaca, fazendo análises ao sangue para medir as enzimas cardíacas, radiografias e, muito possivelmente, mantendo o doente internado durante 12 a 24 horas, a fim de excluir ou confirmar um ataque cardíaco, mas o doente não apresenta sintomas patognomónicos, porque os médicos utilizam protocolos normalizados nas suas avaliações e *perderam a chamada "**arte de ouvir**"*; parece uma ***falha na formação dos médicos que*** não utilizam o raciocínio e o processo dedutivo e se relegam para a análise tecnológica e para o diagnóstico sanguíneo e imagiológico.

5. Os últimos anos mostraram que a autonomia do doente não é uma panaceia para todos os problemas da relação médico-doente e que o autonomismo extremo conduz a contradições como o paternalismo insuportável do próprio médico. Perante este paradoxo, o médico deve prestar uma caridade pura, isenta de qualquer tipo de paternalismo e *o doente deve abandonar a sua atitude anterior de cegueira obédica* e pôr em jogo os recursos da sua *autonomia.* A atenção médica deve começar verbalmente sobre o que deve ser feito, daí a importância do consentimento informado, para que o mesmo, seja a nova face da relação médico-doente em benefício de um resultado ótimo.

O médico deve envolver o seu doente na tomada de decisões que visem alcançar o restabelecimento da sua saúde, tendo em conta o respeito pela autonomia da sua vontade como um direito. Estabelecer uma relação contratual onde o doente também *"consinta* de forma *esclarecida",* ele aceita as condições, os riscos e as possibilidades de sucesso do ato médico, ideal na forma escrita, não pode ser obtido através de uma simples assinatura ou de uma leitura apressada de um texto minúsculo no caminho para o bloco operatório, pelo contrário, a linguagem deve ser acessível (princípio da informação adequada); como este pode ser um instrumento de defesa contra a alegação de má prática, é no sentido de uma maior dignidade da pessoa. O consentimento não é um ato irrevogável e permanente (princípio da reversibilidade e da temporalidade). Refere que o facto de ter havido consentimento informado, por si só, não isenta de responsabilidade o médico quando existam outras falhas no cumprimento dos deveres de conduta. (62,66,171)

6. O médico deve obter informações suficientes sobre a história clínica do doente, sobre os tipos de medicamentos que está a receber, a sua dependência de café, rapé, substâncias psicotrópicas, álcool, drogas, alergias, interações medicamentosas e reacções adversas que ocorrem com determinados tipos de medicamentos ou substâncias.

7. As indicações, também conhecidas como *"Receitas Médicas"*, devem ser escritas *de forma clara* e *legível, de* modo a que, antes de o doente sair do consultório, o médico lhe explique em pormenor como deve tomar o tratamento, o tempo de utilização, os efeitos adversos ou secundários da medicação. Quando lhe for passada uma receita (receita médica), *certifique-se de que consegue lê-la* e compreendê-la, o doente não deve ficar calado e deve ser-lhe explicada a análise e os procedimentos. Deve ainda solicitar a sua morada com telefone e simultaneamente fornecer o seu próprio para que em caso de qualquer eventualidade possam comunicar. Deve incentivar o doente a ser um participante ativo em todas as decisões, informando o médico sem reservas das condições, tratamentos, dependências e outros que considere relevantes.

8. O médico está ética e legalmente obrigado ao sigilo de tudo o que chegue ao seu conhecimento por motivo ou ocasião do seu exercício. O segredo médico pertence ao exercício da medicina e é imposto para proteger o doente e salvaguardar a honra do médico, é inviolável e os médicos estão obrigados a não o divulgar.

9. ***Criar ferramentas úteis para evitar que os erros médicos conduzam a negligência*** *médica*, ***tais como***

A. Evitar um ambiente positivo e não cair no jogo de *"encontrar um culpado"*.

B. Rever o erro internamente e efetuar uma análise interdisciplinar dos incidentes que resultaram e uma análise da sua causa principal.

C. Desenvolver debates honestos sobre questões de *biossegurança, higiene, segurança ambiental* e opções a todos os níveis da organização.

D. O médico deve estar familiarizado com a história clínica e o estado atual do tratamento que recebe, antes de começar a tratá-lo. Deve comunicar e educar os paramédicos, os doentes e as suas famílias sobre a doença ou condição, a fim de garantir o sucesso do tratamento e da cura.

10. No que se refere à documentação e ao registo: É necessário criar sistemas de registo para comunicar e registar os erros de documentação, de modo a aumentar a eficiência operacional.

11. ***Evitar os erros de identidade***. Todos os dados devem ser ordenados, escritos de forma legível a tinta em todas as páginas do historial, sem apagar ou utilizar corretor branco (tipex®). Se for cometido um erro, este deve ser corrigido fora da página do historial, e deve ser contabilizada a indicação correta. Os erros podem incluir qualquer alteração nas ligações da equipa de saúde, bem como erros em termos de: diagnóstico, medicamentos, equipamentos, relatórios laboratoriais, relatórios de radiologia, cirurgia e outros.

12. O enfermeiro pode ser a melhor ferramenta para otimizar o sistema de saúde e evitar erros, o que pode ser conseguido através da criação de uma atmosfera em que todos os funcionários possam reportar eventualidades que ocorram na prática médica sem se sentirem vitimizados pelo abuso verbal de autoridade que muitas vezes existe nos hospitais. Quando os enfermeiros sentem que os seus superiores não respondem às suas preocupações, não só deixam de reportar incidentes e eventos adversos, como começam a ignorar erros perigosos; o que inevitavelmente tem impacto na saúde do doente.

13. O médico tem de ultrapassar a vergonha que lhe causa um erro, pois impede-o de mudar a sua opinião sobre os seus erros, é considerada muito devastadora, pois faz com que a pessoa *se sinta vulnerável* e, por vezes, até degradada. Se o médico não for capaz de ver as suas próprias falhas pessoais, trabalhar com os outros para reparar as falhas na equipa de saúde e reconhecer os seus erros e corrigi-los, será muito difícil

ultrapassar a vergonha.

14. Alguns medicamentos genéricos não são tão eficazes nos seus efeitos farmacológicos como os medicamentos de marca fabricados em laboratórios reconhecidos, lembre-se que muitos médicos tendem a recomendar a equiparação dos resultados dos dois grupos de medicamentos genéricos aos das marcas comerciais; mas quando os pacientes comparam o mesmo medicamento em duas casas comerciais diferentes não obtêm o mesmo resultado ou efeito sobre a sua condição médica, colocando o paciente numa situação de perigo. É necessário comparar as fórmulas para avaliar a sua eficácia, pois há muitas denúncias de empresas farmacêuticas internacionais que diluem os princípios activos dos fármacos ou medicamentos, a fim de obter um benefício económico.

15. ***Nunca abandonar o doente.*** Existe uma nova *"cultura da pressa"* na relação médico/doente/tempo; muitas vezes não se procura a qualidade mas sim a quantidade, o que é perigoso e prejudicial para a saúde do doente. Um questionamento impreciso ou rápido, em que se saltam pormenores importantes, pode dar lugar a um diagnóstico errado e, consequentemente, a um mau tratamento. "*O melhor doente é aquele que está acordado, consciente, alerta e que quer participar na sua própria saúde e cura"* (Mark Victor Hansen)

16. Reforçar a supervisão dos médicos em formação para detetar e corrigir atempadamente as falhas, incutir a sensibilidade para este tipo de problemas, a fim de aprender a comunicá-los, discuti-los num ambiente profissional e corrigi-los. Incentivar os princípios da igualdade, da liberdade e da fraternidade.

17. Desmistificar a *"cultura tabu"* de evitar erros médicos desacredita o médico perante colegas, doentes e famílias, promovendo um ambiente positivo apoiado por aconselhamento jurídico e comissões de ética hospitalares.

18. *As medidas preventivas da medicina transfusional* e as sugestões dos cirurgiões para evitar o esquecimento de corpos estranhos durante a cirurgia estão documentadas nas respectivas páginas.

19. Realizar uma *"Checklist"* nos cinemas como uma simples lista de verificação de erros para verificar a existência de erros, é uma ferramenta concebida para reduzir os erros causados, limitando o potencial de utilização da memória e os cuidados a ter com os seres humanos, ajudará a garantir a coerência e a exaustividade na realização de uma tarefa, e a sua utilização vai desde a cirurgia, passando pela reanimação cardiopulmonar até à verificação das medidas de higiene nas unidades de cuidados intensivos. Estas chamadas "*listas de verificação de erros*" também existem no computador quando se trata de dar um diagnóstico e utiliza um programa intelectual baseado nos sintomas, nos dados do doente e indica as causas prováveis da doença.

20. Conduta que deve retirar os grevistas da fome. A Declaração de Malta da A.M.M., adaptada pela 43ª Assembleia Mundial da Saúde, realizada em Malta em novembro de 1991, foi revista pela 44ª Assembleia Mundial, em Marbella, Espanha, em setembro de 1992, e revista pela 57ª Assembleia Geral da A.M.M., em Pilanesberg, África do Sul, em outubro de 2006. As greves de fome ocorrem em diferentes contextos, mas o maior dilema surge nas prisões, cadeias e centros de detenção de imigrantes. Contém sete declarações de princípios, centradas no compromisso da ética médica no seu contacto profissional com pessoas vulneráveis. Respeito pela autonomia do indivíduo, avaliação do custo *"benefício"* e *"dano"*, equilíbrio da dupla lealdade, objetividade clínica, confidencialidade e confiança. Contém também um corpo normativo, treze regras, a ter em conta no tratamento dos grevistas de fome. O médico deve avaliar a capacidade mental do grevista, obter a história clínica e epidemiológica. Efetuar testes detalhados no início do jejum. Se o grevista propuser ao consciente a transfusão intravenosa de soro fisiológico ou outras formas de tratamento médico. O médico deve conversar em privado com a pessoa em greve de fome de forma clara, ter intérpretes não relacionados com as autoridades prisionais, respeitar o princípio da *confidencialidade, da autonomia, dos valores pessoais e culturais.* A alimentação forçada nunca é eticamente aceitável. Mesmo com a intenção de beneficiar, a alimentação com ameaças, força ou uso de restrições físicas é uma forma de tratamento desumano e degradante. Este é um breve resumo da Declaração de Malta. Pilanesberg, África do Sul 2006 .

PROFILAXIA DO ERRO MÉDICO

- ***Prescrição***

Necessidade de medicação e sua utilização correta, individualização do regime terapêutico, obtenção da resposta terapêutica desejada

- ***Distribuição***

Revisão, tratamento, composição e distribuição da ordem médica. Composição e controlo da medicação. Cumprimento de prazos.

- ***Administração***

Fornecer o medicamento adequado ao doente certo no momento certo, informação ao doente sobre o medicamento e os seus efeitos secundários.

- ***Acompanhamento***

Monitorização e documentação da resposta do doente, identificação e notificação de efeitos adversos dos medicamentos, reavaliação da seleção do regime de medicamentos, frequência e duração do tratamento.

- ***Sistemas de controlo e gestão***

Colaboração e comunicação entre os prestadores de serviços, revisão e gestão do regime terapêutico do paciente.

Retirado e modificado por nós: To err is human: Building a safer health system (Errar é humano: Construir um sistema de saúde mais seguro). National Academy Press. Washington DC. 1999

CONSIDERAÇÕES ESPECIAIS PARA EVITAR ERROS MÉDICOS DURANTE UMA GUARDA MÉDICA

Eventualmente nas guardas médicas há que atender os doentes mais debilitados com os meios mais precários, ocasionalmente com o pessoal mais inexperiente, às horas mais ímpias nos dias em que quase ninguém trabalha, e no caso especial dos cirurgiões a luta pelo turno no bloco operatório de urgência. Em suma, é um trabalho duro, desagradável, a horas erradas, mal pago, desinteressante profissionalmente, penoso, que consome muita energia mental, física e emocional. Por fim, um esgotamento pessoal e profissional; muitos estudos sustentam que o trabalho entre 24-32 horas de duração facilita a prática de erros de julgamento e aumenta a mortalidade dos doentes. Tentámos resumir os pontos mais importantes a ter em conta quando um médico está de prevenção:

Observar e perguntar*:* Antes de qualquer dúvida, o médico deve ser honesto e humilde, ter orgulho à parte e perguntar.

Rever a patologia antes da guarda*:* Dar prioridade às questões de emergência médica e cirúrgica.

Preparação e pontualidade: Chegar cedo dará a oportunidade de conhecer melhor os doentes e de poupar tempo ao avançar com o que foi retido.

Organização: Deve conhecer a equipa e a hierarquia, bem como as capacidades e limitações de cada um.

Informado*:* Após a atribuição das áreas de trabalho deve tentar conhecer tudo sobre os seus doentes. Nunca se deve falar da cama "X" do doente; estes devem ser *identificados pelo nome*, pois assim minimiza-se o risco de erro.

Educação*:* As análises e investigações diagnósticas devem ter como objetivo a confirmação e não o diagnóstico, o médico deve analisar o custo-benefício.

Entrega em serviço*:* A entrega da guarda deve ser feita de forma actualizada, escrita, organizada e com um recenseamento completo, de modo a evitar erros e atrasos dos colegas.

Barriga cheia, médico feliz. Evitar as longas horas de jejum, a alimentação fornece energia e a oportunidade de *socializar com a equipa* informando as novidades, as contingências para reorganizar e prevenir erros.

Não tirar "selfies" Ter muito cuidado e respeito pelos vídeos e fotografias durante a observação, normalmente fazê-lo sem o consentimento do doente é considerado desrespeitoso e é punível por lei e pelos códigos deontológicos. Se o médico o fizer por *razões académicas*, deve solicitar *o consentimento informado voluntário* do doente.

Uma cama: Após o longo dia de plantão o médico deve ser honesto consigo próprio e valorizado; evitando os rolos porque estará mais alerta e menos sonolento.

REFERÊNCIAS BIBLIOGRÁFICAS

1. - Hofer T, Kerr E, Hayward R. O que é um erro? Effective Clin Pract.2000;3:1-10.
2. - Alvarado-Guevara A, Flores-Sandí G . Erros médicos. Ata Med Costarric. 2009;1:16-23.
3. -Lain , P. Historia de la medicina. Espana:Masson Edit; 2004.p.141.
4. - Lei do Exercício da Medicina na Venezuela. Gaceta Oficial de fecha 23 de agosto de 1982 reformada no ano 2011 segundo a Gaceta Oficial N° 39823.
5. - Calva R. Bioética. México:Mc Graw Hill; 2006. p.112
6. - Diccionario de la Lengua Espanola. Real Academia Espanhola. 22va Edición. Madrid:Espasa Calpe;2001.
7. -Vazquez -Frias J, Villalba P. O erro na prática médica. Qué sabemos al respecto?. An Med Mex.2011;56(1):49-57.
8. -Longa-SosaJ . Código Penal Venezolano Comentado e Concordado. Caracas Venezuela. Ediciones Libra S.A; 2001.p.506.
9. - Hernández N. De la responsabilidad jurídica del médico. Caracas, Venezuela: Editorial Ateproca; 1999. p. 400
10. -Leape L. Notificação de acontecimentos adversos. N Engl J Med.2002;347:1633-1638.
11. - Leape L. Erro em medicina. JAMA.1994;272:1851-1857.
12. - Lascariz G. Mala praxis. Responsabilidad del profesional en medicina. Med Leg Costa Rica.2000;17(1):1-5.
13. - Arteaga A. La culpabilidad en la teoría general del hecho punible.Caracas, Venezuela. Edit Juridica Alva; 2005.p.30.
14. - Vincent C. Understanding and responding to adverse events (Compreender e reagir a acontecimentos adversos). N Engl J Med. 2003;348:1051-1056.
15. - Rivero O, Durante I. Tratado de ética médica. Mèxico:Trillas Editores; 2009.p.310
16. - Mendez-Quijada J. La relación médico paciente mito o realidad? Caracas. Cuadernos de la Federación Médica Venezolana; 1994.p.26
17. - Brennan T. The Institute of Medicine report on medical errors - could it do harm? N Engl J Med.2000;342:1123-1125.
18. -Thomas N. Resident burnout. JAMA.2004;292(23):2880-2889.
19. - Gopal R, Glasheen J, Miyoshi T, Prochazka A. Burnout and internal medicine resident work-hour restrictions. Arch Intern Med. 2005;165(22):2595-2600.
20. - Arteaga A.La responsabilidadepenaldel

médico.Caracas:Imprenta Universitaria de la Universidad Central de Venezuela;1991.p.28.

21. - Bordin P, Da-Col P, Peruzzo P, Stanta G, Guralnik J, Cattin L. Causas de morte e erros de diagnóstico clínico em idosos extremos hospitalizados: um inquérito clínico-necrópsia retrospetivo. J Gerontol A Biol Sci Med Sci.1999; 54:M554-M559.

22. - Stelfox H, Palmisani S, Scurlock C, Orav E, Bates D. The "to err is human" report and the patient safety literature. Qual Saf Health Care.2006;15:1748.

23. - Weingart S, McL Wilson R, Gibberd R, Harrison B. Epidemiologia do erro médico. BMJ.2000;320(7237):774-777 .

24. - Blanco M, Hernandez O, Bosch R, Moreno M. Errores cometidos por residentes de medicina interna na entrevista médica sob observação direta. Rev Cuba Med. 2002;31(2):104- 109.

25. - Wilson R, Harrison B, Gibbert R, Hamilton J. An analysis of the causes of adverse events from the quality in Australian Health Care Study. MJA.1999;170:411-415.

26. - Suresh G, Horbar J, Plsek P, Gray J, Edwards W, Shiono P, Ursprung R, Nickerson J, Lucey J, Goldmann D. Voluntary anonymous reporting of medical errors for neonatal intensive care. Pediatrics.2004;113(6):1609-18.

27. - Osmon S, Harris C, Dunagan C. Reporting of medical errors: An intensive care unit experience. Crit Care Med.2004;32:727-733.

28. - Thomas E, Studdert D, Burstin H. Incidência e tipos de eventos adversos e cuidados negligentes em Utah e Colorado. Med Care.2000;38:261-71.

29. - Hayward R, Hofer T. Estimar as mortes hospitalares devidas a erros: a prevenção está no olho do revisor. JAMA. 2001;286(4):415-420.

30. -Pierluissi E, Fischer M, Campbell A, Landefeld S. Discussão de erros médicos em conferências sobre morbilidade e mortalidade. JAMA. 2003;290(21):28238-2842.

31. - Cibeira J. Medicina y bioética en el siglo XXI. Buenos Aires: Ed.Lumier; 2004. p.126-127.

32. - Rodríguez P. Responsabilidad médica y hospitalaria. Madrid: Editorial Bosch; 2004.p. 371..

33. -http://www.ccsc.com.ve/en-linea/blog-medico/243--dispraxis-medica-o-alteracion-de-la-practica-medica revisado el 24 de Mayo del 2015 a las 5:29pm

34. -http://www.anestesiaenmexico.org/RAM9/RAM2007-19- 2/003.html revisado el 24 de mayo del 2015 a las 5:54pm

35. - Martin-Polo R. O erro em medicina. 1ra Ed. Madrid: Editorial Cultiva Libros

S.L; 2011.p. 288

36. - Garay E. Responsabilidad del médico, del establecimiento asistencial y de las obras sociales. Manual de jurisprudência. Editorial La Ley; 2005.p.97-100.

37. - Wagner G P. Latrogenia. Diagnóstico.2004;43-5.

38. -Chuck Sepúlveda J. Bioética em pediatria. México: Editorial Manual Moderno;2015.p.232

39. -http://mblogdoc.blogspot.com/2010/01/iatrogenia-diagnostica-y-terapeutica.html?m=1 revisado el 24 de mayo del 2015 a las 2:01pm

40. - Carrillo R. Incidentes críticos e erro na assistência médica: É o médico ou é o sistema? Med Int Mex. 2011;27(3):284-293.

41. - Vermeulen M, Schull M. Missed diagnosis of subarachnoid hemorrhage in the emergency department. Stroke.2007;38(4):1216- 1221.

42. - Edlow J, Malek A, Ogilvy. Aneurismal subaracnoid hemorrhage: update for emergency physicians. Journal of Emergency Medicine. 2008;34(3):237-251.

43. - B0 S, Davidsen E, Gullbrandsen P, Dietrichs E. Acute headache: a prospective diagnostic work-up of patients admitted to a general hospital. Jornal Europeu de Neurologia. 2008;15(12):1293-1299.

44. - Smith M, Forster H. Morally managing medical mistakes. Camb Q Healthc Ethics. 2000;9:38-53.

45. - Pérez-Tamayo R. Humanismo y medicina. Gaceta Médica de México.2013; 149: 349 - 53.

46. - Jimenez J. Gregorio Maranón: el regreso del humanismo. Madrid:Editorial Egartorre; 2006.p.500

47. -http://www.consejosdetufarmaceutico.com/medicina-defensiva-un-concepto-de-actualidad/ revisado el 25 de mayo del 2015 a las 20:00

48. - Herbert P, Levin A, Robertson G. Bioethics for clinicians, 23: Disclosure of medical error. CMAJ. 2001;164(4):509-513.

49. - Código Penal Venezolano. Gaceta Oficial N° 36920 del 28 de Marzo del 2000 extraordinaria.

50. -Código de Deontologia Médica. Federação Médica Venezuelana. Aprovado na CXXXIX Reunião Extraordinária da Assembleia 18 e 19 de outubro de 2003 Barquisimeto Estado Lara. Venezuela.

51. - Stainsby D. Errores en medicina transfusional. Anesthesiology Clin N Am. 23(2005): 253-261.

52. - Lei Orgânica para a Proteção dos Meninos, das Meninas e dos Adolescentes. Gaceta Oficial 5.859 extraordinaria 10 de Diciembre del 2007.

53. - Constitución de la República Bolivariana de Venezuela extraordinaria del viernes 24 de Marzo del 2000. Gaceta Oficial 5453.

54. - Di Martino V, Musri M. Guidance for the prevention of stress and violence at the workplace (Orientações para a prevenção do stress e da violência no local de trabalho). Ministério dos Recursos Humanos da Malásia. Kuala Lumpur. Departamento de Segurança e Saúde no Trabalho da Malásia; 2001.p.27

55. - Gray P. Combater os maus tratos. Enfermagem. 2000;8:1-10.

56. - Benitez-Guerra G. Violência Obstétrica. Revista da Faculdade de Medicina. 2008;(31):1.

57. - Lei Orgânica sobre o direito das mulheres a uma vida livre de violência. Gaceta Oficial N° 38668 del 23 de abril del 2007.

58. - Toro Merlo J, Zapata L. Resena de las Jornadas el ginecobstetra ante la Ley Orgànica sobre el Derecho a las mujeres a una vida libre de violência. Rev Obstet Ginecol Venez. 2007;67:213-214.

59. - Lopez Sixto. Etica y Deontologia médica. Espana: Edit Marban; 2011.p.474-487

60. -Burton J, Underwood J. Educação clínica e valor epidemiológico da autópsia. Lancet. 2007; 369:1471-80.

61. - Cortés A, Botero M, Carrascal E, Daza Y, Donado P. Concordância entre o diagnóstico clínico e os resultados de autopsia nos dois períodos no Hospital Universitário do Valle, Cali. Colomb Med. 2004;35:139-144.

62. - Nuckols T, Bhattacharya J, Wolman D, Ulmer C, Escarce J. Cost implications of reduced work hours and workloads for resident physicians. N Engl J Med. 2009;360(21):2202-2215.

63. - Lockley S, Barger L, Ayas N, Rothschild J, Czeisler C, Landrigan C. Grupo de Harvard sobre horas de trabalho, saúde e segurança. Effects of health care provider work hours and sleep deprivation on safety and performance (Efeitos do horário de trabalho dos prestadores de cuidados de saúde e da privação de sono na segurança e no desempenho). Jt Comm J Qual Patient Saf. 2007;33(11):7-18.

64. - Rosen I, Gimotty P, Shea J, Bellini L. Evolution of sleep quantity, sleep deprivation, mood disturbances, empathy and burnout among interns. Acad Med. 2006;81(1):82-85.

65. - Armitage G, Knapman H. Adverse events in drug administration: a literature review. J Nurs Manage.2003;11(2):130- 140.

66. -Irving J. The cider house rules. Thorndike Press.2000. 973pp.

67. -http://actualidad.rt.com/actualidad/173864-experimentos- macabros-humanos-eeuu revisado el 25 de mayo del 2015 a las 9:27am

68. - http://noticias.lainformacion.com/salud/enfermedades/comunicado- rockefeller-johns-hopkins-tras-los-terribles-experimentos-humanos- en-victimas-guatemaltecas_jHkRHElunmoN8Uyoh8xYQ6/ revisado el 25 de mayo del 2015 a

las 9:09am
69. - Leape L, Epstein A, Hamel M. A series on patient safety. N Engl J Med. 2002;347:1272-4.
70. - Rosner F, Berger J, Kark P, Potash J, Bennett A. Disclosure and prevention of medical errors. Arch Intern Med.2000;160:2089- 2092.
71. - Berstein P. Lo primero es no danar. Argentina. Ediciones D&D; 2007.p.208
72. - Mitka, M. Pedir desculpa. JAMA.2005;294(18):2292.
73. - http:www.sorryworks.net revisado el 25 de mayo del 2015 a las 10:13am
74. - www.errorenmedicina.anm.edu.ar revisado el 25 de mayo del 2015 a las 10:15 am
75. - Burgesser M, Camps D, Calafat P, Diller A. Discrepancias entre diagnósticos clínicos y hallazgos de autopsias. Fundación Revista Medicina.2011;71(2):11-18.
76. - Hull M, Nazarian R, Wheeler A, Black-Shaffer W. Resident physician opinions on autopsy importance and procurement. Hum Pathol.2007;38(2):342-50.
77. - Roulson J, Benbow E, Haselton P. Discrepâncias entre o diagnóstico clínico e o diagnóstico de autópsia e o valor da histologia post mortem, uma meta-análise e revisão. Histopatology. 2005,47:551-9.
78. - Sanchez J, Tamayo T, Campos E, Hernandez L, Rivera A. Medicina defensiva no México. Una encuesta exploratoria para su caracterización. Ciruj.2005; 73(3):201-208.
79. - Silva H. Medicina Legal e psiquiatria forense. Psiquiatria forense Tomo II, Editorial Jurídica de Chile:1995.p.587-588.
80. - Rothschild J, Landrigan C, Cronin J. The Critical Care Safety Study: the incidence and nature of adverse events and serious medical errors in intensive care. Crit Care Med.2005;33(8):1694- 1700.
81. - Donchin Y, Gopher D, Olin M, Badihi Y, Biesky M, Sprung C. A look into the nature and causes of human errors in the intensive care unit. Crit Care Med. 1995;23:294-300.
82. - Kane S, Weber R. Principles and practices of medication safety in the ICU (Princípios e práticas de segurança de medicamentos na UTI). Crit Care Clin.2006;22:273-90.
83. - Valentin A, Capuzzo M, Guidet B. Erros na administração de medicamentos parentais em unidades de cuidados intensivos: estudo prospetivo multinacional. BMJ.2009;338:b814.
84. - Fahimi F, Ariapanah P, Faizi M, Shafaqhi B, Namdar R. Erros na preparação e administração de medicação intravenosa na unidade de cuidados intensivos de um hospital universitário: um estudo observacional. Aust Crit Care.2008;21(2): 110-116.
85. - Kim A, Fullerton H, Johnston S. Risk of vascular events in emergency

department patients discharge home with diagnosis of dizziness or vertigo. Annals of Emergency Medicine.2011;57(1):34- 41.

86. - Falco F, Sterzi R, Toso V. O neurologista no serviço de urgência. Um inquérito epidemiológico italiano a nível nacional. Neurological Sciences.2008;29(2):67-75.

87. - Domen P, Hofman P, Van Santbrink H, Weber W. Valor preditivo das caraterísticas clínicas em pacientes com suspeita de síndrome da cauda equina. European Journal of Neurology.2009;16(3):416- 419.

88. - Petkar S, Cooper P, Fitzpatrick A. How to a avoid a misdiagnosis in patients presenting with transient loss of consciousness. Postgraduate Medical Journal. 2006;82(972):630- 641.

89. - Royl G, Ploner C, Leithner C. Tonturas no serviço de urgência: diagnósticos e diagnósticos incorrectos. European Neurology.2011;6(5):256- 263.

90. - Cheung C, Mak P, Manley V. Predictors of important causas neurológicas de tonturas em pacientes que se apresentam ao serviço de emergência . EmergencyMedicine Journal.2010;27(7):517-521.

91. - Edlow J, Selim M. Apresentações atípicas de síndromes cerebrovasculares agudas. The Lancet Neurology.2011;10(6):550- 560.

92. - Kothari D, Gupta S, Sharma Ch, Kothari S. Medication error in anaesthesia and critical care: A cause of concern. Indian J Anesth.2010;54(3):187-192.

93. - Yamamoto M, Ishikawa S, Makita K. Erros de medicação em anestesia: Uma análise retrospetiva de 8 anos num hospital universitário urbano. J Anesth.2008;22:248-52.

94. - Merry A, Webster C, Mathew D. Um novo sistema integrado de administração de medicamentos e de registo automático de anestesia, orientado para a segurança. Anesth Analg. 2001;93:385-90.

95. - Jenson L, Merry A, Webster C, Weller J, Larson L. Evidence based strategies for preventing drug administration errors during anaesthesia. Anaesthesia.2004;59:493-504.

96. - Orser B, Chen R, Yee D. Erros de medicação na prática anestésica, um inquérito a 687 profissionais. Can J Anesth.2001; 48:13946.

97. - Stabile M, Webster C, Merry A. Administração de medicamentos em anestesia. Tempo para uma mudança de paradigma. Boletim Informativo da APSF 2007;22:44-7.

98. - Merali R, Orser B, Leeksma A, Lingard S, Belo S, Hyland S. Medication safety in the operating room: Teaming up to improve patient safety. Healthc Q 2008; 11:54-7.

99. - Campana G. Erros médicos no ambiente cirúrgico. Como preveni-los. Parte

III. Cérebros extranhos retidos. Rev Chil Cirug.2006;58:390-2.
100. - Hussain E, Kao E. Medication safety and transfusion errors in the ICU and beyond. Crit Care Clin.2005;21(1):91-110.
101. - Stainsby D, Jones H, Milkins C. Perigos graves de Transfusão (SHOT). Grupo de Direção. In: Serious hazards of Transfusion Annual Report 2003. Manchester (Inglaterra): SHOT Office; 2004.
102. -Hickson B, Federspiel F, Pichert W. Patient complaint and malpractice risk. JAMA.2002;287:2951-2957.
103. - McNutt R, Abrams R, Aron D. Patient safety efforts should focus on medical errors. JAMA.2002; 287(15):1997-2001.
104. - Croskberry P. A sanção de feedback. Acad Emerg Med.2000;7:1232-1238.
105. -Kessler P, Sage M, Becker J. Impact of malpractice reforms on a supply of physician services. JAMA.2005; 293:2618-2625.
106. -DSM-IV-TR . Manual de Diagnóstico e Estatístico dos trastornos mentales. Elsevier Masson;2001.p.133
107. - Rosenthal M. Medical errors and Medical Narcissism (Erros médicos e narcisismo médico). N Engl J Med. 2005;353:324.
108. - Cragno A, Garcia Dieguez M. La seguridad del paciente, error médico y educación médica. março de 2009. IIE. Academia Nacional de Medicina Buenos Aires.
109. - Zimbardo P. O efeito Lúcifer. Como as pessoas boas se tornam más. Ebury Publishing;2011.p.576
110. -Gallagher T, Waterman A, Ebers A, Fraser V. Patient's and physicians attitudes regarding the disclosure of medical errors. JAMA.2003;289(8):1001-1007.
111. - Orlander J, Barber T, Fincke B. The morbidity and mortality conference: the delicate nature of learning from error. Acad Med.2002;77:1001-1006.
112. - Kaldjian L, Rosenthal G, Forman-Hoffman V, Jones E, Wu B, Levi B. Do faculty and resident physicians discuss their medical errors? J Med Ethics. 2008;34(10):717-722.
1 13- Gallagher T, Garbutt J, Waterman A. Choosing your words carefully how physicians would disclose harmful medical errors to patients. Arch Intern Med. 2006;166:1585.
114. - Blendon R, DesRochies C, Brodie M. Views of practicing physicians and the public on medical errors (Opiniões dos médicos e do público sobre erros médicos). N Engl J Med.2002;347:1933-1940.
115. -http://www.elconfidencial.com/alma-corazon-vida/2010-11 - 13/la-medicina-defensiva-como-los-medicos-evitan-las- demandas_239995/ revisado el

25 de mayo del 2015 a las 9:27pm
116. - Garcia Hernández T. Manual del médico clínico para evitar demandas judiciales. Editorial La Ley Actualidad;1999. p.472
117. -InfanteC . Quejas Médicas. México:Editores de Textos Mexicanos; 2006.p.2-20
118. - Código Civil da Venezuela. Gaceta N° 2.990 Extraordinária del 26 de julio de 1982
119. -Hampton T. Pagamentos por eventos adversos. JAMA.2006; 296:1958.
120. - Krant A. Los derechos de los pacientes. Ed Abeledo- Perrot;1997.p.188-190
121. - http://www.nobleseguros.com/ARTICULOS_SEGURIDAD_DEL_PACIENTE/31.pdf revisado el 30/5/15 a las 7:24pm
122. - www.101waystopreventerrors.com revisado el 25 de mayo 2015 a las 9:10pm
123. - Lopez M, Bacca I, Garcia C. Demandas a los médicos, observaciones sobre casos. Revista Colombiana de Gastroenterología.2004;19(1):1 -2
124. - Kumar S. Fatal care: Survive in the U.S. Health System. Minneapolis: Igi Press;2008.
157. - Leape L. Unnecessary surgery. Annu Rev Public Health.1992; 13:363-383.
158. - Gerberding J. Hospital-onset infections: A patient safety issue. Ann Intern Med. 2002;137:665-670.
159. - Burke J. Segurança dos doentes: Controlo de infecções: Um problema para a segurança dos doentes. N Engl J Med.2003; 348:651-656.
160. - Wheeler S, Wheeler D. Medication error in anaesthesia and critical care (Erros de medicação em anestesia e cuidados intensivos). Anaesthesia.2005;60:257-73.
161. - Abeyasekhra A, Bergman I, Kluger M, Short T. Drug error in anaesthesia practice: A review of 896 reports from the Australian incident monitoring study database. Anaesthesia.2005;6:220-7.
162. - Webster C. A equação dos custos dos danos iatrogénicos e as novas tecnologias. Anaesthesia.2005;60:843-6.
163. - Volpp K, Grande D. Residents'suggestions for reducing errors in teaching hospitals. N Engl J Med.2003; 348:851-855.
164. - Leape L, Lawthers A, Brennan T Preventing Medical Injury. Qual Rev Bull. 1993;19(5):144-149.
165. - Vidal Y. How to prevent a hospital from killing you. St.Louis: Lara Publications;2013.
166. -Leape L, Woods D, Hatlie M, Kizer K, Schroeder S, Lundberg G.

Promoting patient safety by preventing medical error. JAMA. 1998;280(16):1444-1447.

167. -Vicent A, Coulter A. Segurança dos doentes: O que é que o doente tem? Qual Saf Health. Care 2002;11:76-80.

168. -http://vravus.com/felac/boletin_8_2_b.html revisado el 30/5/2015 a las 6:59pm

169. - Oropeza-Olivo M. Percepción de los médicos sobre responsabilidad penal en su ejercicio profesional. Faculdade de Ciências Jurídicas e Políticas. Escuela de Derecho. Universidad Central de Venezuela.2012.p.27

170. - Fajardo-Dolci G, Hernández-Torres F, Santacruz M, Hernández M, Kuri P.Perfil epidemiológico general de las quejas médicas atendidas en la comisión nacional de arbitraje médico 1996-2007. Salud Pública de México.2009;51:2

171. - Campos M. Morbilidad derivada de gasas olvidadas en los actos quirúrgicos. Rev CONAMED.2008;13 Supl 1:5-11.

172. - http://www.aamrcg.com.ar/revista/v13n2/09_educacion_OBLITOS.p df Consultado el 2 de Julio del 2015 a las 10:01pm

173. - García de Enterría E, Alonso M, Bastida F, Calvo M. Responsa iurisperitorum digesta. Vol II.Espana:Ediciones Universidad Salamanca;2001.p.291

174. -http://www.derechos.org.ve/2014/05/27/notitarde-colegio-de-medicos-crise-asistencial-por-falta-de-insumos-en-hospitales/ revisado el 30/05/2015 a las 9:05pm

175. - Czeisler C, Lockley S, Landrigan C. Current resident work hours: too many or not enough? JAMA.2002;287:1802-3.

176. - Baldwin D Jr, Daugherty S. Sleep deprivation and fatigue in residency training: results of a national survey of first- and second- year residents. Sleep. 2004;27:217-23.

177. - Lewis F Jr. Should we limit resident work hours Ann Surg.2003;237:458-9.

178. - Landrigan C, Rothschild J, Cronin J. Effect of eliminating extended work shifts and reducing work hours on serius medical errors among interns in intensive care units. N Engl J Med.2004; 351:1838-1848.

179. - Steinbrook R. The debate over resident's work hours. N Engl J Med. 2002;347:1296-302.

180. - Buysse D, Barzansky B, Dinges D. Sleep, fatigue, and medical training: setting an agenda for optimal learning and patient care. Sleep.2003;26:218-25.

181. - Drazen J, Epstein A. Rethinking medical training - the critical work ahead. N Engl J Med.2002;347:1271-2.

182. - Parra Urdaneta Patricia M. Sindrome de Desgaste Profesional (Burnout) en médicos cursantes de postgrado de la Facultad de Medicina de la U.L.A. Mérida:

Trabajo Especial de Grado para la obtención del título de psiquiatra.Universidad de Los Andes; 2012.
183. - Declaração de justificação/impacto para a aprovação final de Normas comuns relacionadas com as horas de serviço dos residentes. Chicago, Ill: ACGME; 2003. URL http://www.acgme.org/DutyHours/impactStatement.pdf revisado el 30/5/15 a las 10:06pm
184. -Campbell Black H, Nolan J , Nolan-Haley J. Black's Law Dicionário. Editorial da equipa. Minnesota: West Publishing CO; 1990.
185. - Yungano-Lopez B, Poggi B. Responsabilidad profesional de Os médicos. Cuestiones civiles, penales, médico-legales y deontológicas. 2da Edición. Buenos Aires: Editorial Universidad;1986.p.370
186. - http://www.ncbi.nlm.nih.gov/books/NBK61963/
187. - https://psnet.ahrq.gov/primers/primer/2
188. - https://faculty.unlv.edu/ccochran/HCA_701/Phys_attitudes_errors.pd f
189. - http://www.ncbi.nlm.nih.gov/pmc/articles/PMC2219725/
190. - http://www.elsevier.es/es-revista-medicina-clinica-2-articulo-erro-medico-evitável-e-inevitável-10885
191. -http://drgoliamiguel.blogspot.com/2010/03/medicos-lo-importante-reconocer-el.html
192. - https://books.google.co.ve/books?id=3fruTTDKENoC&pg=PA152&lpg=PA152&dq=A+TRIAL+AGAINST+A+LEGAL+MÉDICA+ERROR&source=bl&ots=Q6pwChrCgr&sig=xF2zvvyf5PFw7GAm_ABynieEFwE&hl=es&sa=X&ved=0CGMQ6AEwCGoVChMI0uqdgZf1yAIVCUAmCh1qXAhV#v=onepage&q=THE%20TRIAL%20AGAINST%20THE%20LEGAL%20MEDICAL%20ERROR&f=false
193. -http://medicinalegalaldia.blogspot.com/2007/10/el-homicidio.html
194. - http://www.abogados-leyes.com/negligencia-medica.html
195. -http://www.negligenciamedica.com/informacion-sobre-negligencia/que-es-una-negligencia-medica

196. - http://www.binasss.sa.cr/revistas/mlcr/v5n2-41988/art3.pdf
197. -http://200.35.84.131/portal/bases/marc/texto/3501-03-00781.pdf
198. -
http://www.scielo.cl/scielo. php?pid=S071793082003000300008&scri pt=sci_arttext
199. -
http://earchivo.uc3m.es/bitstream/handle/10016/19232/dario_parra_t esis. pdf?sequence=1
200. - http://www.terragnijurista.com.ar/doctrina/mala_praxis.htm
201. - http://www.cochranfirm.com/practice-areas/medical-advogados de má prática/
202. - http://www.cun.es/diccionario-medico/terminos/medicina-defensiva
203. - http://es.slideshare.net/negligencia/auditora-mdica-basada-en- evidencias-y-normas-legales
204. -
ebdelprofesor.ula.ve/medicina/pacap/bioetica/error_medicina/materi ales_error_medico/ERROR_EN_MEDICINA_COMO_MANEJARLO. pdf
205. - http://www.scielo.org.co/pdf/rcg/v19n2/v19n2a07
206. - http://www.geosalud.com/malpraxis/historiaclinica.htm
207. - http://www.medigraphic.com/pdfs/circir/cc-2008/cc084o.pdf
208. - http://www.afirma.com/physicians/why-afirma/reduce- unnecessary-surgeries/
209. -
http://articles.mercola.com/sites/articles/archive/2013/07/10/unneces sary-surgeries.aspx
210. - http://paulandperkins.com/types-of-malpractice/anesthesia- errors/
211. - https://www.osha.gov/SLTC/medicalsurveillance/
212. - http://www.ahrq.gov/patients-consumers/care-planning/errors/20tips/index.html
213. - http://medical-malpractice.lawyers.com/do-i-have-a-medical- malpractice-case.html
214. - http://theoncologist.alphamedpress.org/content/6/1/92.full
215. - http://www.theguardian.com/commentisfree/2014/nov/26/doctors-transparencia-erros-melhor-medicina-admitir-casa-heroica
216. -
http://www.psychologicalscience.org/index.php/news/releases/is- modern-medicine-ill-with-dehumanization-new-article-offers-a- diagnosis-unveils-its-

causes-and-prescribes-a-humanizing-cure.htm
217. -
http://www.who.int/management/quality/assurance/QualityCare_B.D ef.pdf
218. - http://www.ncbi.nlm.nih.gov/pmc/articles/PMC2779963/
219. -
http://www.medicolegal.com.co/pdf/esp/1997/3/2/El%20oblito%20qu irurgico%20y%20la%20responsabilidad.pdf
220. -
http://www.prospects.ac.uk/hospital_doctor_job_description.htm
221. - http://www.webmd.com/cancer/features/get-right-diagnosis
222. -
http://www.telegraph.co.uk/news/health/news/10818708/Junior- os médicos continuam a trabalhar 100 horas por semana, desprezando as leis europeias - BMA.html
223. - http: //www. workforcesoftware. com/resources/labor- laws/resident-duty-hours/
224. - https://www.bostonglobe.com/lifestyle/health-wellness/2013/04/09/brigham-and-women-publishes-stories-erros-médicos-focam-aatenção-do-pessoal-solutions/heFVdgGnLc2O9QqL1eiMnN/story.html
225. - http://www.ncbi.nlm.nih.gov/pmc/articles/PMC2709172/
226. - http://www.mayoclinic.org/diseases-conditions/chronic-fatigue-syndrome/basics/definition/con-20022009
227. - http://www.monografias.com/trabajos11/burn/burn.shtml
228. - http://www.ncbi.nlm.nih.gov/pmc/articles/PMC1496871/
229. -
http://www.gmcuk.org/guidance/good_medical_practice/duties_of_a_doctor.asp

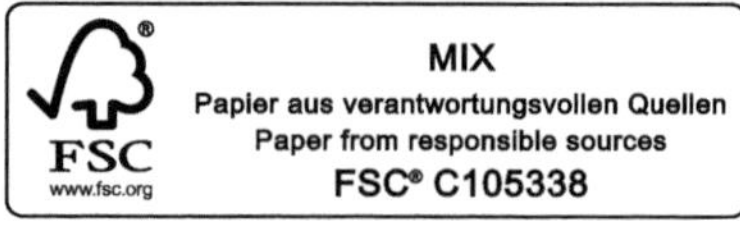

Printed by Books on Demand GmbH, Norderstedt / Germany